AF452882

LE LIVRE DE GALIEN DE L'ART DE GVERIR PAR LA saignee, traduit du Grec.

Enſemble vn Diſcours dedié à Meſſieurs les Medecins de Paris ſur les cauſes pour leſquelles on ne ſaigne pas encore tant aillieurs qu'à Paris, & pourquoy quelques Medecins meſme ont detracté de cette pratique de Paris.

A PARIS,

Chez PIERRE METTAYER, ruë du Mont S. Geneuiefue, pres le College de Laon.

M. DCIII.

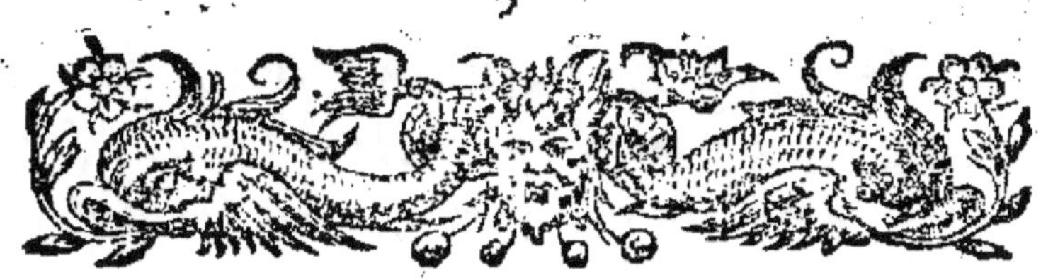

A MESSIEVRS,

Messieurs les Docteurs en la faculté de Medecine à Paris.

ESSIEVRS,
I'estoy il y a quelque temps aupres d'vn Seigneur de qualité, à qui vn de voftre côpagnee auoit ordonné la reiteration de la faignee contre vne fchyatique : à quoy ce perfonnage faifant difficulté d'obeir (à caufe de l'impreffion qu'on luy auoit donnee que les Medecins de Paris faignoient trop) me demanda (pour auoir l'honneur d'auoir receu dans voftre efcole tout ce peu de cognoiffance que i'ay de la Medecine) pourquoy on faignoit tant à Paris, veu que aux autres lieux la faignee n'eft pas fi frequente. Ie refpondy à cela, Meffieurs, que ie prenoy fon admiration au contraire, m'eftonnant, pourquoy, puifque les

Medecins de Paris faignent beaucoup, les autres y font fi fcrupuleux:veu
que Paris eft la matrice des Vniuerfi-
tez , Paris eft le fejour des efprits les
plus capables de l'Europe , Paris eft
l'exemplaire duquel toute la France retire , & tient tout ce qu'elle a de meilleur, & que les eftudes de la Medecine
fe font dãs Paris auec plus de longueur,
& d'affiduité, la doctrine f'y enfeigne
auec plus de methode, les degrez f'y dõ-
nentauec plus de rigueur, l'experiéce f'y
acquiert auec plus de cõmodité, la pratique f'y fait auec plus de confeil, & les
perfonnes les plus importãtes du Roy-
aume y font traittees. De forte que la
plus puiffante raifon qu'on pourroit
apporter pour faire receuoir quelque
chofe de nouueau aux autres lieux feroit, à mon aduis, quand on pourroit
dire, qu'il fe pratique ainfi dans Paris.
Cefte refponce, Meffieurs, le contenta
beaucoup: mais par ce qu'elle eftoit ge-
nerale ; & qu'il attendoit de moy quelques raifons plus particulieres, tirees
des caufes de la faignee, i'adiouftay qu'il
y a en la Medecine des remedes, que les
premiers Medecins ont appellé grãds,

à cause du grand nombre de maladies,
& des grandes principalement qu'ils
secourent : & que parmy ces grands remedes la saignee y tient vn tel lieu, que
tous les plus anciens, & les plus grands
Medecins en ont fait plus d'estat que
d'aucun autre. Mais comme ces grands
remedes donnent vn prompt, & asseuré
secours quand ils font entre les mains
d'vn bon Medecin qui les sçait oppo-
ser à leurs maladies, aussi apportent ils
vn danger soudain, & signalé, si la maladie qui les demande n'est bien reco-
gnue. Or il n'y a celuy tant peu versé en
la cognoissance des temps qui ne sça-
che, qu'auec la cheute de l'Empire Ro-
main, l'estude & les arts, tomberent en
vn tel mespris, qu'on a vescu du depuis
soubs vn grand nombre de siecles en
vn sçauoir tout barbare, & tel que les
bons Autheurs en toute sorte de scien-
ces ne furent plus cognus, pour estre
éleuez par dessus la capacité de ces siecles grossiers. D'où vint qu'Hippocrate & Galien, qui contiennent toute la
profondeur de la Medecine, ne furent
plus leuz aux escoles. Si bié que les Medecins d'alors n'estans bien instruits en

leur doctrine, furent contraints de laiſſer l'vſage de tous les grands remedes,
pour ne ſçauoir toutes les circonſpe-
ctions qu'il y faut apporter auant que
de ſ'en ſeruir : leſquelles on n'entend
que par la lecture de ces deux diuins
autheurs. Ce qui fut cauſe qu'ils ſe re-
tirerent de la ſaignee, comme du plus
important entre tous les grands remedes;ſ'en abſtenant du tout, ou bien ſ'en
aidant en ſi petite quantité, que le peu
qu'ils euacuoient, comme il ne pouuoit faire vne decharge qui vallut, auſſi
ne pouuoit-il apporter vn dommage
preſent, encore qu'il ne fut à propos,
ayant reduit l'euacuation que Galien
faiſoit ſouuent à la quãtité de ſix liures,
à celle de ſix onces. Mais les eſprits ſ'e-
ſtant éueillez depuis quelques cent ans
en çà, & les lettres ſ'eſtant premierement releuees dans Paris ſoubs le re-
gne du grãd François, qui fut ſurnómé
le pere, & le reſtaurateur des ſciences,
pour auoir le premier appellé en ſa grãde Paris les plus grands hómes de l'Europe en toutes ſortes de lettres, l'Hippocrate & le Galien eſtant r'entrez par
ce moyen dans l'eſcole de Paris, les Me-

decins alors bien inſtruits en leur doctrine, commencerent à reſtablir peu à
peu l'vſage de ces grands remedes; que
la foibleſſe des ſiecles Gothiques auoit
abandonné. Or la ſaignee a eſté la plus
pratiquee de tous, pour auoir ſeule en
ſoy toutes les conditions deſirees en vn
remede parfait, ſçauoir de guerir ſeure-
ment, doucement, & promptement.
Car ſeule entre les puiſſants remedes
elle guerit auec moins d'accidents, &
permet au Medecin de l'arreſter ou de
la continuer tant qu'il le trouuera bon.
Quant à la douceur de ſon action, il n'y
a medicament qui opere auec moins
de ſentiment ſur le malade. La prom-
ptitude de ſes effects eſt telle, que le ſecours que Galien apportoit par icelle
ne ſembloit pas vne curé, mais vn en-
chantement, & luy, non vn Medecin,
mais vn Enchanteur, vn Demon: tãt la
gueriſon qu'ẽ receuoit le malade eſtoit
ſoudaine. De ſorte donc (luy diſ-ie)
Monſieur, on ne peut ſ'eſtonner de ceſte pratique de Paris, qu'en ſ'eſtonnant
de la doctrine de Galien, qui eſt mieux
ſuiuie à Paris qu'en aucun autre lieu.
Que ſi elle ne l'eſt du tout exactement

en ce subiect; ce n'eſt qu'en ce qu'on n'y
ſaigne pas encore en ſi grande quantité
qu'a fait Galien. Car ie ne croy pas que
aucun y ait iamais tiré vingtdeux palettes de ſang à vne fois, comme nous li-
ſons de Galien:& en ce qu'õ y ſaigne les
enfans auant l'aage de quatorze ans : ce
que Galien n'oſoit encore de ſon tẽps:
mais ce ne ſont pas les Medecins de
Paris ſeuls qui tiennent ceſte pratique,
ains tous les bons Medecins par toute
l'Europe : comme il ſe void par les œuures des vns , & la pratique des autres.
La cauſe des bruits qui courent contre
la ſaignee naiſt de deux ſortes de perſonnes portans meſme qualité de Medecins : dont les vns ſont appellez Em-
pyriques, qui blament la ſaignee, par ce
qu'ils blament la doctrine entiere de
Galien. Les autres ſont Medecins ra-
tionels , mais qui hors de Paris ont eſté
plus inſtruits en toute autre doctrine
qu'en celle de Galien: tellement que re-
tenant encore beaucoup de la pratique
barbare, qui ne conſiſte qu'en vn tas de
remedes legers, ils trouuent eſtrange ce
grand remede des Grecs:ou bien, ayans
veu les doctes Medecins de Paris ſai-

gner, à l'imitation de Galien, presque
en tous genres de maladies, & les ayans
voulu suiure sans recognoistre par la
methode exacte de Galien les especes
particulieres de ces genres qui requierent la saignee, n'y ont pas trouué le secours qu'ils attendoient : ainsi que les
Medecins de Rome, qui voyans comme Galien tiroit du sang abondammēt
aux Hydropiques, aux Epileptiques,
aux Paralytiques, aux Apoplectiques,
aux Gouteux, aux Melancholiques, &
aux Rheumatiques, saignoient, mais
mal'heureusement, toutes sortes de ces
malades. Ce Seigneur fut estonné,
Messieurs, d'aprendre que ceste pratique estoit ancienne, & prinse de la pure
doctrine de Galien. Car il pensoit auparauāt que ce n'estoit qu'vne fantaisie
particuliere, que quelques Medecins
d'auctorité dans Paris s'estoient figuree
sur ce secours vniuersel. De sorte qu'il
me dit, qu'il seroit fort vtile au public,
qu'il sceut que ceste pratique est tiree
des anciens, & du tout conforme à la
doctrine de celuy, à l'autorité duquel
tous les bons Medecins se tiennent cōme à celle d'vn Dieu. Or le moyen que

A v

ie cognu le plus propre à ceste fin a esté
de faire veoir en langue commune, ce
que cet Autheur a escrit sur ce subiect.
C'est pourquoy i'ay prins la hardiesse,
soubs vostre autorité, & adueu Messieurs, de mettre au jour la version du
liuret suiuant : iugeant ce labeur estre
plus propre à vn estudiãt, pour la faueur
qu'il reçoit du loisir de ses estudes, qu'à
vn praticien, empesché au continuel
exercice de sa charge. A quoy i'ay esté de
tant plus induit, pour m'estre resouue-
nu que comme vn ieune homme du
temps de Galien qui affectiõnoit beaucoup & Galien, & sa doctrine, profita
t .nt à faire receuoir la saignee dans Rome, pour auoir fait faire, & épanché
plusieurs copies du discours que Galien auoit tenu pour la saignee contre
les Erasistratiens au lieu ou l'on agitoit
ordinairement quelque point d'erudi-
tion, que du depuis les Medecins de
Rome, qui n'auoient peu estre persua-
dez par la viue voix de ce grãd Docteur,
le furent par apres entierement par la
lecture seule de ces copies. Ainsi les
Medecins d'auiourdhuy laches à la saignee, pour n'auoir bien gousté, ou en-

tendu parfaitement aux escoles les raisons qui recommandent ce secours,
pourront en renuoyant par ceste occasió
ce que leur Maistre en dit, changer d'o-
pinion: autrement il leur tourneroit à
blame, qu'eux qui se disent Galenistes,
se monstrassent plus opiniastres en ce
fait que les Erasistratiens mesines, qui
estoient de doctrine contraire. Esperāt
en outre, que beaucoup d'autres qui
estans capables de la lecture du traitté
suiuant, quoy qu'ils ne soient Medecins, en tireront de la satisfaction, & du
profit,& vous, Messieurs, de l'honneur,
pour lequel ie suis obligé d'employer
tout ce peu de graces que Dieu m'a de-
parties, comme estant

M ESSIEVRS

Vostre tres-affectionné, tres obeissant
& tres humble Disciple, &
Seruiteur. *Sauot.*

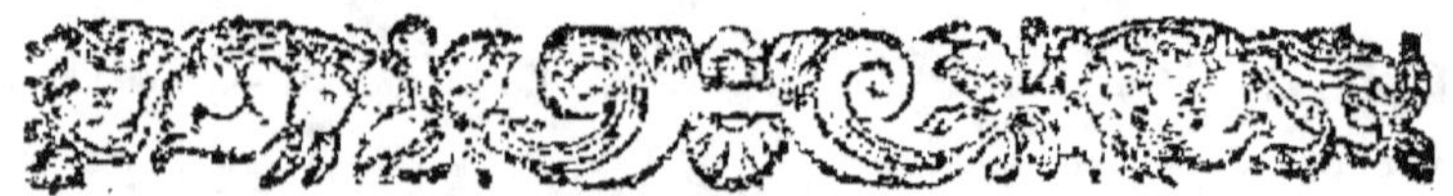

ADVERTISSEMENT.

Ecteur, ie sçay que le discours suiuant a ja esté traduit en nostre langue il y a long temps : mais par ce
qu'on n'en vend plus de copies, que
ce qui en reste n'est qu'entre les mains de peu de
Chirurgiens, & que la version n'est pas beaucoup fidelle, pour n'estre tiree que de la Latine,
i'ay pensé qu'il valloit mieux la reprendre toute entiere du texte Grec. Ce que i'ay fait le plus
approchant de la phrase de l'Autheur, & en
termes les plus françois qu'il m'a esté possible.
Or i'ay partagé ce traitté en diuers chapitres,
quoy qu'il soit dressé au Grec par vn fil conti-
nu, & ay apposé à chacun le sommaire de ce
qu'il contient, pour vous en rendre la lecture
moins ennuyeuse : soulager vostre memoire, &
vous donner vn recours plus prompt aux points
particuliers, si vous ne desiriez de veoir le
tout. Esperant que mon trauail auec ceste disposition vous en sera plus agreable. Je prie
Dieu qu'il vous conserue en heureuse & longue santé.

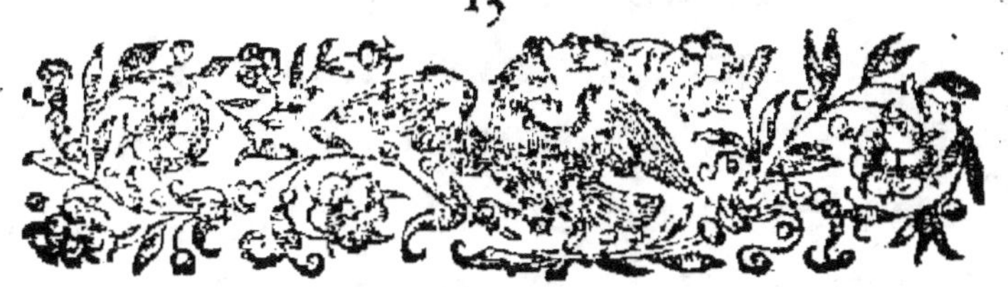

LE
LIVRE DE GALIEN
DE L'ART DE GVERIR
par la ſaignee.

CHAPITRE PREMIER.

Ce qu'il faut conſiderer pour bien faire vne ſaignee.

CEvx qui tendent à l'ouuerture de la vene, doiuét en premier lieu, conſiderer les indiſpoſitions du corps qui ont beſoing d'euacuation: ſecondement celles qui deſirēt la ſaignee: car il y a beaucoup d'indiſpoſitions dont les vnes requierent de l'euacuation, mais non pas celle qui ſefait par l'ouuerture de la vene: il faut en troiſieſme lieu qu'ils recognoiſſent ceux qui peuuent ſans detriment ſouſtenir ceſte décharge: car il ſe rencontre bien quelquefois vne affection qui de-

mande l’incifion de la vene, mais le malade ne la fupporte pas, foit à caufe de
fon aage, ou de la faifon de l’annee, ou
bien du vice de la bouche du ventre,
que quelques-vns appellent fouuent
par abus l’eftomach, comme ie fay moy
mefme maintenāt en tout ce difcours
pour abreger le mot. Il s’en treuue auffi
qui ne peuuent à caufe de l’habitude de
tout le corps porter la faignee, encore
qu’elle leur face extremement befoing
eu égard à la maladie. Mais fi quelqu’vn
fe met à diftinguer ces points, nous
nous ietterons en vne fpeculation particuliere, comme il fe fait en toute autre
forte de remede. Ils doiuent apres ce
prendre garde aux venes qu’il faut toucher : car on a amplement recherché
cecy, s’il n’y a point de danger d’ouurir
telle vene que l’on voudra, comme fi
toutes fecouroient égalemēt toutes
indifpofitions : ou fi (comme Hippocrate, & les Medecins les mieux experi-
mentez l’ont iugé) on doit picquer pluftoft l’vne que l’autre: Apres auoir ex-
pofé cefte derniere confideration, il faut
parler des intentiōs fur lefquelles quelqu’vn dreffant fon iugement attaigne

par coniecture la mesure de l'euacuatiõ. Et apres tout cecy, ſil eſt meilleur de n'entreprendre la saignee qu'vne ſeule fois, ou bien ſil eſt expedient de faire celle qu'on appelle ἐπαφαίρεσις, c'eſt à dire la reiterer. Dauãtage qui ſont ceux qu'il faut décharger tant, qu'ils tombent à cœur failly, & en qui on ſ'en doit garder comme d'vn treſgrand mal. Il eſt donc neceſſaire que celuy qui veut bien vſer de ce ſecours prenne garde à ces choſes.

CHAP. II.

il cite les autres endroits de ſes œuures où il a deſ-ja traitté de la ſaignee. La malice des Sophiſtes ſur le fait de la ſaignee. Ceux d'ẽtre eux qui l'ont la plus reiettee. La ruſe des diſciples d'Eraſiſtrate qui ne pouuans plus empeſcher la ſaignee, vouloient faire croire que leur Maiſtre l'appreuuoit en toutes les maladies, auſquelles il ordonne la diette. Que ceſte opinion eſt dangereuſe en pratique. Pourquoy il a fait ce diſcours, veu que il l'a deſ-ja traitté ailleurs.

TOVT ce que deſſus a eſté deſ-ia dit en l'œuure de la methode de

guerir, comme auſſi en vn traitté ſeparé
contre Eraſiſtrate, ſur ce qu'il a reietté
mal à propos ce remede : encore apres
en vn autre contre les diſciples d'Eraſiſtrate, qui diſent que cet homme ſ'eſt
ſeruy de ce remede. Surquoy quelqu'vn
haira ou la ruſe de ces malins Sophiſtes
(leſquels emportez d'vn deſir de nou-
ueauté forgēt des nouuelletez) ou bien
la vanité qu'ils ont de paroiſtre ſçauāts,
parce qu'eux qui ſont ignorāts des choſes les plus vtiles, en veulent par leur
diſcours eſtablir de contraires : car l'vne
de ces choſes eſt arriuee à Chryſippe
Cnidien, qui a reietté du tout la ſaignee
d'entre les remedes de la Medecine. Or
ſes diſciples l'ont ſuiuy, ſçauoir Medius
& Ariſtogenes, hommes de beaucoup
de reputation parmy les Grecs. Mais
Eraſiſtrate ſ'eſtant éleué à vne gloire
plus ſplendide, a defendu par deſſus
tous l'opinion de Chryſippe, & apres
luy ſes diſciples, qui au commencemēt
ſuiuoient tous la doctrine de leur Maiſtre : mais ils ſ'en ſont retirez quelque
temps apres, aucuns d'eux eſtans deue-
nus honteux de leur honte trop effron-
tee. Car qui eſt-ce qui parleroit autre-

ment de ceux, qui entreprennent de
preuuer qu'Erasistrate vueille qu'on vse
du secours de la saignee, encore qu'il ne
paroisse en aucune sorte par ses escrits
qu'il la conseille en quelque maladie
que ce soit : il est donc conuenable (di-
sent-ils) que luy qui admet la diette cōme vn remede euacuant, qu'il appreuuoit beaucoup plus à cet effect la saignee. Ceux donc qui tiennent ce langa-
ge, iugent tous qu'il est expedient d'e-
uenter la vene, ou Erasistrate a commā-
dé d'vser de diette. Or puisque luy-mes-
me en son traitté des fieures a prescrit la
diette au commencement des mala-
dies, il s'ensuit qu'il les faut toutes saigner : ils sont aussi de cet aduis en telle
occasion. Mais ce seroit vn tresgrand
mal, si les ieunes hommes qui estudient
en l'art croyoient qu'il faille ainsi pratiquer : il seroit encore plus dangereux
s'ils ne prenoient pas garde à d'autres
distinctions qu'il y faut apporter. C'est
pourquoy i'ay esté contraint en vn autre
discours d'expliquer ces choses, pour
faire veoir aux ieunes gens, qu'Erasistrate n'a point mis en pratique la saignee. Car il vaut beaucoup mieux qu'ils

croyēt cecy, que de faigner indifferemment tous ceux aufquels il ordonne la
diette, & que les malades receuront vn
trefgrand fecours de ce remede fi quelqu'vn en vfe comme il appartient. Ie ne
deuroy donc pas, à mon aduis, efcrire
autre chofe encore vne fois de l'ouuerture de la vene, puifque i'ay parlé de l'v-
fage de ce fecours en mon œuure de la
Therapeutique, & en celuy de la fanté,
& que mefme en deux liures, dont i'en
ay efcry l'vn contre le mefme Erafiftra-
te, l'autre contre les Erafiftratiens qui
eftoient dans Rome, i'ay demonftré ce
dont il a mal fenty. Mais comme plufieurs Medecins de mes amis me pref-
foient de leurs prieres (pour eftre paref-
feux comme ie croy de lire entierement
mes liures de la Therapeutique) i'ay efté
contraint en fin de reprendre ce prefent
difcours (de peur que ie ne femblaffe
leur enuier cette courtoifie) & de trait-
ter par cy apres de ce remede auec vn
ordre tel qu'il faut. Il eft donc maintenant temps d'entrer en difcours.

CHAP. III.

La signification de ce mot Disposition, & en quel sens il s'en seruira en ce traitté. Qu'il demonstrera premierement quelles sont les affections qui demandent l'euacuation en general, puis celles qui particulierement ont besoing de la saignee. Les voyes que tous les hommes tiennent en ratiocinant. Qu'il suiura celle des Mathematiciens, supposant beaucoup de choses ja demonstrees pour la demonstration suiuante. Ce qu'il supposera, & ce qui est le plus necessaire d'estre sceu pour bien entendre le discours suiuant.

CE nom *Disposition*, estant (comme i'ay des-ja dit ailleurs) descendu du verbe *Disposer*, se prend aussi bien que son primitif en plusieurs sens : mais maintenant nous employons en tout ce discours ce mot pour tous changemens contre nature quels qu'ils soyent. Nous rechercherons donc premierement en quel nombre sont ces changemens, & quels sont ceux qui demandent l'euacuation, & par apres ceux d'entre eux qui ont besoing de la saignee. Or pour autant que toutes les recherches que

l'on peut faire, non seulement en tous
arts, mais mesme en toutes les autres
actions de nostre vie, se treuuent par
deux moyens, sçauoir par la raison &
par l'experience, ie pense qu'il est necessaire de rechercher ce que nous nous
sommes proposé, ou par la raison seule, ou par l'experience seule, ou par les
deux ensemble. Dauantage, parce que
ceste raison inuente & demonstre, ou
en commençant par des notions communes, ou bien elle se sert des conclu-
sions des-ja tirees de ces mesmes notions pour faire sa demonstratiõ. Nous
auons fait veoir comme tous les arts
s'aident de l'vne, & de l'autre: mais pour
le present, nous n'aurons en main que
celle qui sera trouuee la plus vtile. Or
tous les hommes mettent en pratique
toute leur vie la premiere, mais non pas
tous la seconde, par ce qu'elle appartiẽt
aux Artiens. Car le Geometrien demõstre par la raison premiere seulement le
premier theoreme de son art, & en
apres il s'aide de la seconde seule. Car il
prend pour dresser sa demonstration ce
qui a esté preuué par la premiere: mais
d'autant qu'il va loing du premier pro-

bleme, dautant plus aussi éloigne-il la
premiere raison : en fin il employe toutes les dernieres, demonstrant d'autres
choses par celles qui ont esté precedé-
ment demonstrees, & par celles-cy encores d'autres, & d'autres derechef par
ces dernieres, iusques à tant que la demonstration s'eleue à des choses in-
croyables au commun des hommes,
comme à la cognoissance non seulemét
des grandeurs du Soleil, & de la Lune,
& de la Terre, mais aussi de leurs distan-
ces. Sur lesquelles inuentions ceux qui
ont suiuy le chemin que nous auons
dit, construisent des horologes, & des
clepsydres, & predisent les eclypses du
Soleil & de la Lune. De mesme aussi ce
discours procedant par art, supposera
beaucoup de choses ja demonstrees en
d'autres traittez : par exemple, qu'il y a
beaucoup de facultez qui gouuernent
les animaux, dont les vnes sont appel-
lees naturelles, les autres animales : que
les principes de la generation de toutes
choses ont pour leur matiere les quatre
Elemens, qui se meslent aisement ensemble en toutes leurs parties, & agis-
sent les vns côtre les autres. C'est pour-

quoy nous ne ferons point mention
d'Asclepiades en ce traitté, parce que
nous auons demonstré que ses elemens
sont faux, & en nostre treiziesme commentaire sur la demonstration, & aux
liures que nous auons escry contre les
dogmes d'Asclepiades, dõt le cinquies-
me & le sixiesme contiennent la refu-
tation de ses elements. Ie l'ay aussi fait
cognoistre au commentaire que i'ay
fait sur les Elements d'Hippocrate, &
sur les qualitez efficientes, qu'on appelle chaleur, froideur, siccité, & humidité,
ou difference, & generation des humeurs : i'en ay aussi parlé traittant des
medicaments qui purgent chaque humeur, & en ay dy encore quelques petites choses au traitté des Elemens, &
plus par le menu en vn autre liure. Le
traitté aussi des temperaments, qui suit
celuy des Elements, sert de beaucoup
au present discours : mais par dessus
tous, le liure de la repletion, auquel est
demonstree tant celle qui est à l'egard
des forces, que l'autre qui est au respect
de la capacité, à laquelle se rapporte
celle que les Medecins appellent repletion au respect de l'infus. Ceux-là fe-

ront donc fort bien qui veulent rechercher de pres ce que nous trait-
terons au present discours , de re-
ueoir le liure de la repletion:car ce liure
enseignera ce qu'il faut lire encore au
parauant pour le bien entendre. Mais
personne ne s'esbayra,si nous auons besoing de tant de choses auant que d'entrer dignement en consideration sur
l'ouuerture de la vene : car la cognoissance de ce que nous en auons apporté
cy dessus , n'est pas seulement requise à
l'inuention de ce secours, mais à toutes
les autres parties de la Medecine. Car
s'il estoit possible de bien faire la Medecine sans cela , nous ne nous fussions
pas tant trauaillez apres.Iusques à ceste
heure il a fallu vser de ceste préface.

Chap. IIII.

Il commence à considerer quelles sont les indis-
positions qui ont besoing d'euacuation. Par
quelles voyes se trouue le nombre de toutes
celles qui ont besoing d'euacuation. Premis-
ses du deuoir du Medecin. De ce en quoy
consiste la santé.De deux sortes de repletion
qui demandent toutes deux l'euacuation.

Des marques pour les recognoistre toutes
deux. Qu'elles arriuent quelquefois aussi
bien en vne partie seule, qu'en tout le corps.
Qu'en ces deux sortes de repletion la saignee
n'est pas absolument necessaire.

MAIS il est maintenant temps d'entrer en propos, en considerant qui sont les affections qui demandent l'euacuation. Or si quelqu'vn les ayant recognues par l'experience seule les veut exposer, la memoire seule suffit à l'explication d'icelles. Mais si on s'y conduit par vne voye raisonnable, il faut necessairement treuuer le general, & l'vniuersel premierement, & apres l'auoir diuisé en especes, & en differences, iusques à toutes les dernieres especes, il faut trouuer le nombre de toutes les indispositions qui indiquent l'euacuation. Car nous ferõs veoir que toutes choses procedent de cette sorte qui sont inuentees par vne voye raisonnable. Or parce que c'est le deuoir de la Medecine de ramener toutes les actiõs du corps à leur estat naturel, si elles demanquent, & de les entretenir lors qu'elles sont saines, puisque leur santé
depend

depend de la conſtitution qui eſt ſelon
nature. Il faut de neceſſité la conſeruer
lors qu’elle eſt preſente & la reſtablir ſi
elle ſe deſtruit. Dauantage dautant qu’il
a eſté demonſtré que les premieres a-
ctions ſe parfont par les corps ſimilai-
res, & les ſecondes par les inſtrumen-
taires, on doit conſiderer les humeurs
qui ſont contenues aux corps, & quelles commoditez ou incommoditez elles rendent à ſes parties. Mais parce
que i’ay enſeigné au liure de la repletiõ
qu’elle ſe fait & ſe prend en deux fa-
çõs ſelõ la premiere de ſes ſignificatiõs
pour celle qui eſt au reſpect de forces,
ſelon l’autre pour celle qui eſt au reſpect de la capacité des vaiſſeaux qui cõ-
tiennẽt les humeurs, laquelle quelques
vns appellent plenitude au reſpect de
l’infuz. L’euacuation profite à toutes
les deux, ſoit en vne perſonne malade,
ſoit en vne ſaine. Certes tout ainſi que
celuy qui porte vn faix n’en eſt pas aba-
tu, ny aterré dés auſſi toſt qu’il ſe ſent
peſant, & fatigué. De meſme quand les
forces ſont opprimees par la repletion,
il ſe peut faire que la perſonne ne tombe pas malade pour cela. Car quelques

B

vns qui seruent encore à leurs affaires
accouſtumees diſent ſeulement, qu'ils
ſe ſentent peſants, alangouriz, laſches,
& malaiſez à ſe mouuoir:& cette-cy eſt
la repletion au reſpect des forces. De
meſme auſſi quand apres quelques
exercices il nous ſemble que nous ayõs
les membres tenduz, ou (comme parle
Eraſiſtrate) que les bras, & auant bras
nous bruſlēt, ce n'eſt pas vn petit indice
de l'autre repletion que i'ay dit eſtre
appellee de quelques vns plenitude au
reſpect de l'infuz, dautant qu'elle conſiſte,& eſt entendue des ſucs infuz dans
les vaiſſeaux. Or il a eſté dit aux liures
de la ſanté, que quand on ſent vne douleur vlcereuſe par tout le corps, principalement lors qu'on ſe meut, que ceſte
indiſpoſition eſt vne engeance de mauuais ſuc: & toutesfois on void qu'elle
arriue à beaucoup, meſme ſans laiſſer
pour cela de vaquer à leurs affaires ordinaires. Et quelquefois on apperçoit
auſſi en quelques endroits du corps, &
non par tout generalement, des marques d'indiſpoſitions toutes telles aux
parties, que celles qu'on a dit maintenant eſtre par tout le corps. Car nous

nous sentons quelquefois auoir la teste
pesante seulement, ou quelque douleur
vlcereuse, ou les muscles des tempes
tendus, & ce ou simplement, ou auec
quelque chaleur immoderee. Nous
nous aperceuons aussi quelquefois d'v-
ne pesanteur autour du foye, de la ratte,
du ventre, des costes, & du diaphragme.
Pareillement autour de la bouche du
ventricule nous sentons souuent vn
poids, vn mal de cœur, vne enuie de
vomir, vn degoust, ou vn appetit af-
famé. De plus il se fait encore par
fois vn sentiment, & des douleurs fi-
xes en quelque partie, qui ou à cause de
l'abondance des sucs suruenante tout à
coup, ou d'vn esprit venteux, monstrent
qu'il faut euacuer : ce qu'on doit faire
aussi à cause d'vne humeur acre, qui
mange & ronge quelque partie. Il y a
aussi des douleurs qui naissent de l'in-
temperie, quelquefois toute seule sans
humeurs, quelquefois auec humeurs.
Or en toutes les indispositions cy deuant dittes, si l'euacuation des humeurs
ou des vapeurs qui molestent est faite,
le patient deliure de son mal. Toutefois l'emission du sang n'y est pas abso-

lument neceffaire: mais il fuffit de purger, de frotter, de baigner, & de greffer
auec vn medicament qui diffipe. Decla-
rons donc maintenant quelles font les
indifpofitions qui ont befoing de la
faignee.

CHAP. V.

*Ce à quoy fert le fang au corps. La comparaifon
d'iceluy au bois du feu, & de la chaleur
du cœur à celle du foyer. Comment s'engendre la chaleur, ou la froideur contre nature
au corps. Quelles alterations elles y apportent. Comment les fucs deuiennent chauds,
ou froids. Les fignes de mauuaife concoction,
& les incommoditez qui en viennent: les
caufes de la pourriture de l'aliment pendant la diftribution. Que le fang en fe pour-
riffant deuient plus chaud qu'il n'eftoit
auparauant. Comment la fieure vient de
cefte pourriture. Les autres maladies qui
naiffent du fang, quand auant qu'il fe pour-
riffe, il tombe tout à coup fur quelque partie. Que tout ce qu'il a dit cy deuant n'eft
que pour feruir d'hypothefe à ce qu'il trait-
tera par cy apres. Qu'il faut faigner promptement aux deux repletions dont il a parlé. Qu'il ne defcrira les fignes pour cognoi-*

stre ces deux repletions, ny le moyen de les
guerir. Qu'il n'a entreprins ce discours que
par les prieres de ses amis.

LE s parties des animaux ne tirent
pas seulement leur nourriture du
sang, mais la chaleur naturelle propre
doit sa conseruation au sang: de mesme
que le feu du foyer (par lequel nous
voyons tout vn logis estre échauffé)
aux bois qui sont propres à brusler. Or
tout ainsi que le feu souffre de l'empes-
chement, ou quand on y iette trop de
bois à la fois, ou bien encore qu'on n'en
y mette pas beaucoup, quand il est trop
verd, & quelquefois quand on n'en y
met point du tout, ou à tout le moins
fort peu : de mesme la chaleur qui siege
au cœur se fait moindre, ou à cause de la
trop grande abondāce du sang, ou d'vn
déchet d'iceluy, ou à cause d'vne qualité
froide. Elle se fait aussi quelquefois
plus grande, ou à cause de la qualité
chaude du sang, ou bien par quelque
petite diminution d'iceluy. Or si le
cœur souffre quelque chose, soit par la
froideur, ou la chaleur, tout le reste du
corps est incontinant alteré. Il s'engen-

dre auſſi par fois en quelque partie de là
chaleur, & de la froideur côtre nature,
côme ie l'ay fait voir ſouuẽt en d'autres
traittez. Ce qui ſe fait en deux façons,
aucunefois à cauſe des humeurs trop
chaudes, ou trop froides, aucunefois
auſſi à cauſe de la ſeule intẽperie. Dauãtage les chaleurs, & froideurs particulieres alterent quant & quãt les parties
qui aprochent celle qui eſt affligee.
Mais elles ne ſeſpandent iamais par
tout le corps, que le cœur n'en ſoit premierement offencé. Il a eſté auſſi par
meſme moyen demonſtré, comme le
cœur ſaltere doublemẽt, ou par l'intẽperie, ou par les ſucs chauds ou froids,
ou par le defaut d'aucun d'iceux. Au ſur
plus nous auons fait entendre comme
les ſucs ſechauffent, ou ſe refroidiſſent
à cauſe du manger & du boire, & du re-
pos & mouuement immoderé tant du
corps que de l'eſprit. En outre tout ainſi que la coction ſe fait mal au ventricule, ſi ce qu'on auoit prins auparauant ſe
tourne en phlegme, ou en bile, ou en
quelque autre corruption contre nature, ou ſil demeure long temps crud &
indigeſte, & venteux: de meſme ſil y a

faute en la generation du sang, les indifpofitions des fucs qui font dans les
arteres & dans les venes correfpon-
drõt à ceux qui fe forment au ventricule par la mauuaife coction. De plus par
ce que nous voyons que tout ce qui eſt
chaud & humide fe corrompt le plus-
toſt, principalement quand il rencontre des lieux chauds, il ſenfuit que la
nourriture qui fe diſtribue du ventricu-
cule reçoit de fois & d'autre diuerfes
pourritures, fi elle n'eſt pas domtee &
changee par la nature en la generation
d'vn fang louable. Mais dautant qu'il
arriue que ce qui eſt d'vne matiere
chaude fe fait plus chaud quand il fe
pourrit, il faut que le fang deuiẽne en fe
pourriſſant plus chaud qu'il n'eſtoit: or
ſil fe rend plus chaud, la partie ou il fe
pourrira en fera fenfiblement plus
chaude. Dauantage par ce que les chofes qui touchent celles qui font fenfiblement chaudes ſen échauffent quant
& quant, celles qui feront encores autour de ces autres parties ainfi difpo-
fees ſen échaufferont auffi, mais d'vne
chaleur mordante, & acre : car telle eſt
celle qui naiſt de la pourriture. Si donc

quelque partie remarquable a esté é-
chauffee de ceste sorte, & a peu estédre
sa chaleur iusques au cœur, soit à cause
quelle est proche, ou qu'elle est des prin
cipales, ou qu'elle est chaude, elle enflā-
mera quant & quāt le cœur, cōme estāt
naturellemēt treschaud. Que si vne fois
il s'allume le premier, tout le corps en
sera aisemēt échauffé à l'heure mesme,
ainsi qu'vne maison qui a vn grand feu
allumé en son foyer. Or les Grecs nom-
ment cette affection du corps πύρετος,
c'est à dire Fievre. Quelquefois aussi auāt
que la multitude du sang cōmence à se
pourrir, si elle tombe tout à coup sur
quelque partie, ou elle la mortifie tout
à fait, & de telle sorte, que l'action en
est perdue, ou elle luy apporte vn dommage fort signalé. Et les apoplexies se
font de cette sorte, lors que beaucoup
de sang afflue à coup sur la partie qui
commande en l'animal. Comme quād
il coule sur vne autre partie, il y fait vne
tumeur contre nature:& de telle espece est le phlegmon: mais si le sang qui
accourt est plus gros, & plus melancholique, la tumeur scirrheuse & dure
s'en engendre : comme aussi se fait la

molle, si la fluction est phlegmatique,
mais si elle est cholerique, l'Erysipele
en vient. Vous auez tout cecy fort net-
tement distinct aux traittez dont nous
aüons parlé cy deuant. Faisant donc ser-
uir de fondement à ce present discours
ce qui a esté declaré cy dessus, il faut que
ie demőstre le moyen de bien faire vne
saignee. Puis donc qu'il y a deux sortes
de repletion (car il est bien à propos de
commencer ainsi) sçauoir celle qui est
au respect des forces, laquelle se tourne
facilement en pourriture, combien que
quelquefois se déchargeant sur certai-
nes parties elle y face des tumeurs contre nature , & l'autre qui est appellee
plenitude au respect de l'infuz , se iet-
tant souuent sur quelques parties y fait
des tumeurs, voire apporte des apoplexies , & des ruptures de venes , il se faut
mettre en deuoir de l'éuacuer promptement auant qu'elle commence à faire quelque grand mal à son homme. Au
surplus il a esté dit aux liures de la santé
comme il faut recognoistre ces deux affections , & comme il les faut guerir.
Tout ainsi comme s'il suruient vne fieure, ou vn crachement de sang, ou quel-

B v

ques maladies apoplectiques à caufe de
repletion, il a efté declaré au liure de la
methode de guerir comme il faut trait-
ter tout cela. C'eft pourquoy le difcours que i'en feroy de nouueau feroit
fuperflu. Car fi i'efcriuoy icy le mefme
que i'ay fait en ces traittez là, ie feroy
côtraint de reprêdre deux fois les mef-
mes chofes, & partant d'eftendre trop
loing ce difcours. Que fi ie reduy en
peu ce traitté, i'encouriray l'vn de ces
deux perils, ou de parler obfcurement,
à caufe de ma brieueté, ou d'obmettre
quelque diftinction bien vtile. Mais
par ce que ie ne me fuis pas porté à cet
ouurage de mon propre mouuement,
s'il y a quelque defaut aux chofes qui y
feront difcourues, ceux qui ont trouué
bon que ie l'aye entreprins en feront
acculez, comme auffi fi i'en fors dignement, & s'il eft bien receu, & auec profit ; ie leur en lairray toute la gloire.
Mais il eft temps deformais que ie face
vn commencement à ce difcours.

CHAP. VI.

Qui sont ceux qu'il faut saigner. A quelles choses il faut auoir égard auant que de saigner. Le moyen de recognoistre la quantité & la qualité de la repletion. A quoy se recognoist la force des trois facultez. Les signes principaux par lesquels on doit cognoistre s'il faut saigner ou non. Qu'il ne faut pas tousiours saigner en la repletion qui est auec pesanteur. Les accidens qu'il y a si on saigne mal à propos en cette repletion. Par quelle voye il faut guerir cette sorte de repletion. Qu'il faut craindre bes remedes trop chauds & pourquoy.

CEvx qui font encore leurs affaires ordinaires, mais qui neantmoins sentent quelque partie importante, voire tout le corps chargé, ou tendu, ont besoing d'euacuation : que s'ils ne font ny en l'aage de l'enfance, ny en celuy de la derniere vieillesse, il faut penser à l'ouuerture de la vene : mais apres auoir principalement, & premiement eu égard à ces circonstances, sçauoir à la quantité, & à la qualité de la

repletion, à la fermeté, ou infirmité des
forces, en apres à l'habitude de tout le
corps, au temps & au lieu, & à la vie du
passé, si la personne indisposee de cette
sorte a mangé & beu auparauant beaucoup, & principalement choses de grãde nourriture ce qu'elle a fait suiuant sa
coustume, ou plus que de coustume,
quels ont esté ses exercices, de quelles
superfluitez elle s'est purgee, & quelles
elle a retenu contre l'ordinaire, mais
par dessus tout, de combien elle est a-
maigrie, ou combiẽ elle a chargé d'em-
bon-point. Certes la quantité de l'vne
& de l'autre repletion sera determinee
par la grandeur des signes qui leur sont
propres. Car dautant que l'homme se
trouuera plus pesant, il est certain que
la repletion qui est au respect des forces
sera aussi dautant plus acreuë. Pareillement, dautant plus que le sentiment de
tension sera augmenté, dautant plus le
sera aussi la repletion que i'ay dit estre
appellee repletion au respect de l'infuz.
Or la qualité de l'vne & de l'autre plé-
nitude se recognoistra à la couleur : si
vous vous souuenez que la couleur viẽt
des humeurs : pourueu que tout le

corps soit moderement affecté de la chaleur ou de la froideur externe. Cette qualité se recognoist aussi par ce qui est conioinct à la nature des humeurs : car vn sentiment par tout le corps plus chaud suit les sucs qui sont les plus chauds, & vn plus froid les plus froids : & ceux qui sont amassez dans les venes, vne enflure & distension de vaisseaux : mais celuy qui est en la chair, vn senti-mēt de pesanteur en icelle, ou de tēsiō, comme aussi de chaleur. Or nous auons demonstré comme la force, ou la foi-blesse des facultez qui nous gouuer-nent, se cognoist par leurs propres a-ctions, sçauoir celles des volontaires, à l'entour des nerfs, & de leur origine qui est le cerueau, & celles de la pulsa-tion, autour des arteres, & du cœur : mais la troisiesme faculté, sçauoir la nourriciere, que i'ay enseigné naistre du foye, est cognue ou à la nourriture louable, ou à la vitieuse, ou à la bonne cou-leur, ou à la mauuaise couleur. Si donc auec les signes de repletion, les facultez se trouuent fortes, vous donnerez air à la vene, sçauoir en l'affection qui est auec tension, sans prendre autre consi-

deration. Ce que vous ferez encore
pluſtoſt, ſi l'indiſpoſition eſt phlegmo-
neuſe. Mais ſi on eſt incommodé d'vne
repletion peſante, il ne faut pas touſiours tirer du ſang. Car il peut arriuer
que ce ſeront des humeurs crues amaſ-
ſees par tout le corps. En quoy il faut
ſoigneuſement prendre garde iuſques
ou la faculté peut ſubſiſter, & à quelle
quantité *ou froideur*, cette humeur eſt
paruenue. Car les forces eſtant diſſipees
en telles affections, elles ont de couſtu-
me d'eſtre miſes ſi bas par les ſaignees,
qu'il n'eſt plus poſſible de les reſtaurer
apres. Or ſi cela arriue, il ſ'en enſuit vn
danger qui n'eſt pas petit, principalement ſ'il ſuruient vne fieure, en vne cõ-
ſtitution d'eſté, l'eſtomach eſtant mal
diſpoſé, ou tout le corps ayant vn tem-
perament mol, & humide de nature.
Car telles gens tombent incontinant
abatus, & éuanouis, encore qu'il ne leur
ſoit point ſuruenu de grande fieure.
Que ſ'il n'y a rien de tout cecy, ains que
ce ſoit en hyuer, en vn lieu froid, & que
le naturel de la perſonne ſoit froid, le
corps eſt beaucoup refroidy par la ſaignee: d'ou ſ'enſuiuent quelques vns des

symptomes qui n'aillent d'vn grand re-
froidissement. Il ne faut donc pas décharger par l'emission du sang ceux qui
ont telles indispositions : mais par fri-
ctiõs, & onguents moderemēt chauds,
& par potions qui incisent la grosseur
des sucs, & qui échauffent mediocrement. Car ce qui échauffe beaucoup,
abat incontinant les forces : de sorte
que le malade ne peut subsister iusques
au bout de la guerison. Cela aussi a souuent redoublé la fieure, tellement que
de la encore les forces en reçoiuent du
dommage. Parquoy la faculté de ce que
l'on prend par la bouche pour inciser
l'espaisseur des humeurs doit estre a-
trempee en chaleur.

Chap. VII.

Qui sont ceux qu'on doit saigner, ou purger par
precaution au retour du printemps. Qu'il
faut considerer la qualité des sucs qui s'a-
massent. Qu'on doit viure reglément apres
la guerison. Que le Medecin ne profite pas
beaucoup aux personnes dissoluës de leur
bouche, & parce qu'il ne les doit entre-
prendre.

CEVX qui apres auoir craché du sang ont esté gueris incontinant, mais qui ont vne telle conformation de poitrine, & de poulmons, que s'ils amassent vn peu plus de sang que de coustume, quelque vaisseau se r'ouure, ou se creue derechef, on leur doit décharger la vene au commencement du printemps, encore qu'il ne paroisse en leurs corps aucun signe pour ce subiect. Le mesme se doit pratiquer en ceux qui tombent aisément en des affections epileptiques, ou apoplectiques, comme aussi quand nous voyós que quelqu'vn est subiect à d'autres maladies, telles que l'inflammation du poulmon, ou la pleuresie, ou la squinance: il vaut mieux les preuenir par l'ouuerture de la vene, que d'atendre que quelque symptome signalé de repletion vienne à paroistre. Il en faut faire autant à ceux à qui les haimorrhoides ne coulét plus, & principalement si nous les recognoissons melancholiques. Ceux-la aussi qui sont affligez tous les ans l'esté de quelque maladie de repletion en doiuét estre déchargez en les entreprenant sur le renouueau. Il faut faire le mesme en tous

ceux qui fur la nouuelle faifon font trauaillez de femblables maladies , les vns
ayans les yeux debiles , ou eftans fubiects aux affections qu'on appelle verti-
gineufes. Telles perfonnes donc doiuent eftre euacuez fur la primeuere:
mais il faut premierement confiderer
quel fuc s'eft amaffé en eux. Car les vns
amaffent plus du fuc cholerique , que
d'aucun autre , quelques vns plus du
melancholique , ou du phlegmatique:
aucuns feront amas de tous également:
& c'eft en ceux cy que l'õ dit le fang fur-
abonder. Vous déchargerez donc tous
les fufdits au retour du printẽps, cõme
auffi les podagres , & gouteux , en purgeant les vns, & faignant les autres. Car
i'en ay moy-mefme guery plufieurs, qui
auoient efté tormẽtez à diuerfes fois de
douleurs de pieds l'efpace de trois ou
quatre annees, ou en purgeant à l'ẽtree
du printẽps l'hùmeur qui furabondoit,
ou en leur oftant du fang. Or il eft tout
certain qu'il faut qu'ils foient par apres
moderez en tout leur regime. Car
vous ne profiterez pas beaucoup aux
gens d'excez , aux yurongnes , & aux
gourmands , foit par purgations , foit

par saignees. Car ceux qui viuent dif-
folument, amaffent en peu de temps
vne multitude d'humeurs crues. Il ne
faut pas entreprendre auffi de guerir
telles gens: mais vous feruirez de beaucoup à ceux qui fe rendront obeiffants,
en les euacuant premierement au commencement du printemps, puis en leur
confeillant des exercices, & vne forme
de viure conuenable. Or vous deuez
croire que ce que ie vien de dire pour
ces derniers, fe doit entendre auffi de
tous les autres qui font fubiects aux affections dont i'ay parlé vn peu auparauant, commes des Epileptiques, des
Apoplectiques, des Vertigineux, de
ceux qui rendent du fang, & des Melancholiques.

C H A P. V I I I.

*Qu'il faut faigner encore qu'il n'y ait point de
plenitude. Comment fe font les fluxions, &
les indifpofitions rheumatiques. Sur quelles
parties les fluxiõs fe font le pluftoft. Quelles
parties font ordinairement les plus foibles.
Que la cure des maladies rheumatiques
doit commencer par la faignee. Qu'il n'y
faut iamais attendre les fignes ny de l'vne*

ny de l'autre repletion. Que la cure des playes & des phlegmons doit commencer ou par la saignee, ou par la purgation.

OR la saignee vaut beaucoup non seulement ou il y a plenitude soit au respect des forces, soit en celle qu'on appelle repletion à l'égard de l'infuz, mais mesme sans plenitude, quand il suruient vne inflammation, ou à cause d'vn coup, ou d'vne douleur, ou d'vne debilité de parties : pource que la douleur rauit le sang à soy: & la foiblesse des parties, engendre l'inflammation, encore qu'il n'y ait aucune plenitude en tout le corps. Car i'ay fait cognoistre en mes liures des facultez naturelles, comme la partie qui est foible naturellement est aisemét greuee, s'il s'y amasse tant soit peu de suc superflu, & que chaque partie a vne faculté aussi bien pour attirer ce qui luy est propre, comme pour repousser ce qui luy est estranger, & qu'il y a deux sortes de choses estrangeres, l'vne en quantité, & l'autre en qualité, & partant encore qu'vne partie ne soit point chargee de la quantité des sucs, elle peut auoir toutefois contre

nature quelques superfluitez en qualité, que sa faculté expultrice chasse
hors par les venes qu'elle a comme par
des canaux. Or si ce qui est reietté est vn
mauuais sang, ou bien quelque autre
suc, il faut par necessité qu'il attaigne
premierement quelqu'vne des parties
les plus proches:& là il s'y faira l'vne de
ces deux choses, car ou il s'arrestera là
sans transfluer sur vne troisiesme, soit
cuit, soit corrompu. Que si ny l'vn ny
l'autre ne se fait, il recoulera derechef
de la seconde sur vne autre, & de cette
cy encore sur vne autre, & cecy ne ces-
sera point de se faire, iusques à tãt qu'il
soit tombé sur vne qui ne puisse plus
renuoyer sur vne autre, ce qu'elle a de
surabondant. Or cecy arriue aux parties qui ont leur faculté expultrice plus
debile que toutes leurs voisines : car elles ne peuuent pas décharger ce qui les
moleste sur d'autres qui n'en sont pas
susceptibles à cause de leur force. Car
nous auons encore demonstré aux mesmes liures, comme non seulement chaque partie reiette ce qui luy est de superflu sur sa voisine, mais qu'elle le reçoit mesme apres, puis qu'elle le ren-

noye, & le rechasse, ne le pouuant souf-
frir; & qu'en ce conflict la plus forte demeure victorieuse. C'est pourquoy les
parties les plus debiles sont les premieres surprinses des maladies excremen-
teuses. Sçachez donc que les indispositions qu'on appelle rheumatiques sont
engédrees per quelqu'vn de ces moyés,
quand tout le corps est affoibly (ce qui
est vne espece de mauuaise habitude) &
ses parties principales sont coustumie-
res d'estre greuees , encore qu'elles
n'ayent pas beaucoup de sang elles le
repoussent sur les parties charneuses
qui sont aux enuirons du cuir, ou plustost sur les glädes qui sont propres à receuoir ce qui est superflu , ou à cause de
la lascheté de leur substance , ou parce
qu'elles ont aussi bié que la gresse leurs
facultez naturelles plus foibles que les
autres parties. Car cóme elles sont quatre (ainsi que ie l'ay fait voir) sçauoir l'a-
tractrice la premiere, la retentrice la seconde, l'expultrice la troisiesme, & l'alteratrice la quatriesme , les glandes, &
les chairs ont les trois premieres fort
foibles, mais ils n'ont l'alteratrice guie-
re moins forte que les autres parties.

Apres les glãdes le poulmon est le plus
disposé à receuoir les fluxions : car il a
ces trois premieres facultez debiles , &
son corps vain. La ratte suit apres. Quãt
au cerueau il est autant, ou dauantage
que les susdits apte à receuoir vne fluxion : mais il emporte cet auantage sur
les autres, qu'il a vne cõformation plus
propre à mettre hors ce qu'il aura receu. Car il a de longs ventricules qui se
vuident par des conduits penchants en
bas. Ceux donc qui ont naturellement
le poulmon, la ratte, ou le cerueau plus
robustes que les chairs, les rheumes s'en
vont ou sur les glãdes, ou sur les chairs,
si toute l'habitude du corps est foible,
comme elle l'est aux affections rheumatiques. Parquoy le remede pour guerir
telles gens ne doit pas auoir pour but
l'euacuation, mais la corroboration de
tout le corps. Le commencement de
leur guerison, toutefois se doit faire par
la saignee. Et si le superflu peche en
qualité, nous les purgerõs encore. Et en
tels corps il ne faut iamais attendre le
symptome propre ny à l'vne ny à l'autre
repletion , sçauoir vne pesanteur au respect des forces, ou vne tension à l'egard

de l’infus. Pareillement en ceux qui ont
eu quelque partie blessee à bon escient,
ou bien en qui vn phlegmon commence, de quelque occasion que ce soit, si
nous voyons qu’il doiue estre grand,
nous commencerons la cure par l’euacuation, soit en purgeãt, soit en saignãt,
suiuant que nous iugerons l’vne des décharges estre plus à propos que l’autre.

Chap. IX.

Quand il faut ouurir la vene. Que la repletion
n’est pas la premiere intention de la saignee,
mais la grandeur de la maladie. Que les
premieres, & les principales intentions,
sont la grãdeur du mal, & les forces. Qu’il
faut mesme saigner auant que la maladie
arriue. Comment se doit entendre ce qui a
esté dit sur l’aage. Que l’abondance des hu-
meurs crues n’empesche la saignee, qu’en
tant qu’elle monstre que les forces sont foi-
bles. Que tous les autres signes fors des trois
intentions dont il a parlé, ne seruent que
pour monstrer combien il faut saigner &
non pas s’il faut saigner.

Nous sommes dõc fort bien con-
seillez par ce qui est traicté au li-

ure *de la forme de viure aux maladies aigues,* d'ouurir la vene quand le mal eſt grand, que le malade eſt en la vigueur de ſon aage, & les forces ſont valides. Et Menodotus a dit mal à propos, qu'il faut auoir ſeulement égard à la ſaignee en la ſyndrome appellee plethorique: Car au contraire, la repletion n'eſt pas comprinſe la premiere aux intentiõs qu'on a de ſaigner, mais biẽ le ſoupçon qu'on prend de l'indiſpoſition qui ſe forme. Car ſi nous preuoyons qu'elle doiue eſtre grande, nous ſaignerons, encore que nous ne recognoiſſiõs aucun ſigne de repletion, prenant garde ſeulement à l'aage, au lieu, & aux forces: qui eſt tout ce dont il appert eſtre fait mention au liure *Du regime aux maladies aigues.* Car il a fait diſtinction de ceux qui ſont en la vigueur de l'aage, à cauſe des enfãs, & des vieillards: mais les premieres, & les principales intentions de la ſaignee, ſont la grandeur de la maladie, & les forces du malade: Et cecy doit eſtre appellé la premiere ſyndrome, pour laquelle on viendra à la ſaignee, & non pas la plethorique. Car cette cy eſt comprinſe ſous l'autre, entant qu'elle augmente

mente la grandeur de la maladie. Car il n'est pas seulement temps d'ouurir la vene quand vne grande maladie est presente, mais mesme quand il y a de l'apparance qu'elle doit arriuer. Et l'instruction que l'Hippocrate nous a donné, la preuient, quand il nous enseigne; que si ce que nous faisons aux maladies déja toutes formees est bien fait, que c'est encore mieux fait de les preuenir, en l'executant en leurs commencements: voire auant qu'elles commencent. Parquoy on peut accommoder les susdites intentions à ceux qui sont en santé. Car vous leur tirerez du sang quand vous iugerez qu'ils doiuent tomber en quelque grande maladie, apres auoir consideré & l'aage & les forces. Et par ainsi, si quelqu'vn est prest d'entrer en quelque grande maladie, nous sommes d'aduis qu'on luy oste du sang, encore qu'il n'y ait du tout aucun symptome en son corps pour ce subiect: dautant qu'il suffit d'auoir prins garde à l'aage, & aux forces. Toute ceste cognoissance donc est comprinse en trois choses, sçauoir en la grandeur de la maladie, soit qu'elle soit presente, soit qu'elle soit atten-

due, en la vigueur de l'aage, & en la force de la faculté. Mais ce qui touche
l'aage semblera peut estre auoir esté
trop negligemment traitté en ce qui a
esté discouru au liure *De la forme de viure*
aux maladies aigues. Car ce n'est pas assez
d'auoir parlé de celuy qui est en sa vigueur, mais il failloit faire mention tãt
de celuy qui le deuance, que de celuy
qui le suit : de sorte que ces deux seuls
deuoient estre separez par vne distinction, sçauoir celuy des enfans, & celuy
des vieillards. Mais celuy des vieillards
peut estre comprins soubs ce mot de
force : car la force ne se treuue en personne auec cet aage. Il a semblé aussi à
quelques Medecins, que la force ne
se doit non plus recognoistre aux enfans : mais ils ont mal iugé, comme ie
l'ay fait veoir en d'autres lieux. Nous
ouurirons donc la vene, si nous iugeons
que la maladie soit grãde, soit que nous
la voyons dé-ja formee, soit qu'elle cõ-
mence encor, prenant bien garde aux
forces, n'exceptant par ces paroles que
les enfans seulement. Et nous dirons
que celuy-là a esté trop defectueux sur
la cognoissance de l'aage, qui a escrit ce

ce qui est porté au liure *De la forme de viure aux maladies aigues.* Ces intentions
seules donc suffisent pour l'ouuerture
de la vene. Car quand il s'est amassé vne
si grande abondance d'humeurs crues,
qu'il est defendu de saigner ; il n'y a pas
subiect pour cela de reprendre ce que
nous venons de dire. Car la force de la
faculté defaut en ceux-cy. Ce qui est vn
tesmoignage qu'ils ne peuuent pas sup-
porter l'emission du sang, quand auec
la couleur de tout le corps qui s'oppose
à ce qui denote que le sang abonde, le
poux est inegal en vigueur, & en grandeur, & parmy l'inegalité d'iceluy, les
foibles & petits surpassent les autres.
Apres auoir donc definy les trois intentions qu'on doit auoir pour faire vne
saignee, sçauoir la grandeur de la maladie, ou formee, ou prochaine, ou com-
mencee, l'aage vigoureux, & la force de
la faculté, fors qu'en l'enfance. Venons
maintenant aux autres signes, dont
nous auons parlé cy dessus, que beaucoup de Medecins ont adiousté. Or ils
seruent pour monstrer la quantité de la
saignee seulement, & non pas la saignee
mesme. Car on sçait s'il faut saigner par

la maladie, par l'aage, & par les forces:
mais la quantité de l'euacuation ne se
prend pas de ces choses seulement, ains
d'autres aussi, sçauoir de ce qui est appellé syndrome plethorique, de la constitution de l'air qui nous enuironne,
differente selon le temps, & le lieu, de
ce qui s'est commis en la forme de viu-
ure du passé, tant pour la quantité, que
pour la qualité de la nourriture, de l'e-
uacuation des superfluitez, & des exercices faits, ou non faits. Mais nous ietterons l'œil bien tost sur la difference
de ces choses.

Chap. X.

Qu'il faut saigner par precautiõ, ainsi qu'il l'a
fait luy mesme, & en qui. Que ceux qui
ont esté reglez en leur façon de viure, qui
ont vne constitution louable, & qui n'ont
point eu auparauant les maladies qui re-
quierent la saignee, peuuent estre gueris par
toute autre sorte d'euacuation, pourueu que
leur sang ne soit grossier. Qu'il ne faut eua-
cuer les humeurs crues pendant la fieure.
Les signes pour cognoistre quand les sucs
sont cruds. Qu'il faut saigner hardiment
ceux à qui les hæmorrhoides sont arrestees,

encore qu'ils n'ayent aucune grande maladie, principalement s'ils ont mauuaise conformation de poitrine. Qu'il faut aussi s'aider de la saignee, ou de la scarification aux
femmes qui ont leurs mois retenuz. Que l'e-
uacuation se doit faire à cest effect tousiours
aux iambes. Que la scarification est plus
propre aux blanches & charnues, & la
saignee aux brunes & aux grailes.

NOvs parlerons toutefois maintenant des signes de l'vne & de
l'autre repletion, sçauoir si nous nous
resoudrons entierement à la saignee,
quand quelqu'vn de ces signes paroist:
en ceux qui font encore toutes leurs
functions accoustumees, ou bien s'il
n'en est pas de besoing, lors qu'on
n'attend aucune grande maladie. Or
vous sçauez quel est mon aduis sur ce
fait, pour auoir esté souuent presents,
quãd i'ay ordonné la saignee aux Podagres, aux Gouteux, aux Epileptiques,
aux Melácholiques, à ceux qui auoient
craché du sang au parauant, ou qui a-
uoient vne conformation de poitrine
disposee à ce mal, aux Vertigineux, à
ceux qui sont ordinairement attaquez

d’vne squinance , d’vne inflammation
de poulmon, d’vne pleuresie, d’vne inflammation de foye, de grandes oph-
thalmies, & en vn mot de quelque grãde maladie. Car ie tien la diminution
du sang faite promptement en toutes
ces affections pour vn remede necessaire, apres auoir toutefois prins garde aux
forces, & à l’aage. Car encore que ie n’é
parle point quelquefois , si est-ce qu’il
les faut soubs-entendre. Mais à ceux
qui n’õt iamais souffert aucune de toutes ces indispositions , ains qui ont vne
constitution de toutes les parties du
corps inculpable , vous sçauez certes
que ie leur propose la double voye de
l’euacuation , sçauoir par la vene, s’ils
ont esté excessifs en leur façon de viure,
ou sans icelle, s’ils ont esté sobres. Car
on peut tost espuiser leur repletion par
grandes frictions , par bains , par prou-
menades,& autres exercices, & par on-
ctions diaphoretiques : pourueu que
vous ne iugiez pas que la plenitude soit
d’vn gros sang,comme se trouue souuét
la melancholique principalement:mais
peu souuent celle qui vient des sucs
qu’on appelle cruds.   Or il vaut mieux

ouurir la vene en la surabondance appellee melancholique, que d'vser seulement d'vn medicament qui purge la
melancholie. Que si les humeurs crues
pechent le plus, vous euacuerez auant
que la maladie arriue auec beaucoup de
circonspection: mais point du tout si on
est dé-ja en fieure, comme i'ay dit au parauant. Or vous aurez pour signe de cecy, vne couleur plōbeuse, ou d'vn passe-
blanc, & toute autre couleur pluftoft,
que la rouge, auec vne inegalité au
poulx. Mais si cette repletion est grande, ils auront vne pesanteur de tout le
corps, vne lascheté à se mouuoir, vne
ame toute endormie, & tous les sens
hebetez. Vous saignerez tout au contraire hardiment ceux qui ont amassé
du sang par vne suppression d'haimorrhoides, encore qu'ils n'ayent point ex-
perimenté auparauant de grande maladie. Car il se peut faire qu'ils soient dis-
posez à quelqu'vne, mais ils ne l'ont pas
soufferte, à cause de la décharge de leurs
haimorrhoides. Or si l'on void qu'ils
ayent quelque partie mal faitte, principalement autour de la poitrine, vous
leur ferez tirer du sang promptement,

& fans difficulté aucune. Vous fçauez
que ie fuis du mefme aduis à l’endroit
des femmes qui ont leurs purgations
ordinaires retenues: car certes il ne leur
faut pas differer l’euacuation, toutefois
il n’eft pas pour cela neceffaire de leur
ouurir la vene, veu que les fcarifications
des cheuilles des pieds font fuffifantes
pour vuider ce qu’elles ont de fuperflu,
outre ce qu’elles peuuent encore leur
prouoquer les mois , comme font les
venes ouuertes à la cheuille , & au jar-
ret. Vous deuez dõc toufiours faire aux
iambes la décharge qui fe doit à caufe
de la fuppreffion des mois, foit qu’il faille faigner, ou fcarifier. Car la faignee du
bras retire ordinairement en haut les
purgations des femmes. Or celles qui
font les plus blanches amaffent vn fang
plus delié que les autres: c’eft pourquoy
elles font aidees beaucoup par la fcari-
fication des cheuilles : mais les brunes,
& les grailes, par l’incifion de la vene.
Car elles amaffent vn fang plus gros, &
plus melancholique, principalement fi
l’on f’aperçoit qu’elles ayent les venes
groffes: ce qui fe recognoift aux brunes,
& aux grailes: mais celles qui font char-

nues, & blanches, ont les venes petites.
C'eſt pourquoy il vaut mieux leur ſcari-
fier les cheuilles, que de les ſaigner : par
ce qu'elles ont les venes des iambes petites, de ſorte que ce qu'il faut iuſtemét
ne ſ'ecoule pas, encore que l'ouuerture
ſoit bien faite.

CHAP. XI.

Que la ſaignee eſt auſſi vn remede reuulſif.
Combien il faut euacuer quand on ſaigne
par reuulſion. De quel coſté il faut ſaigner
au flux du ſang par le neȝ. Que tout autre
remede de reuulſion eſt foible au reſpect de
la ſaignee. Puis qu'on ſaigne pour faire re-
uulſion, que la ſyndrome plethorique n'eſt
pas touſiours l'intention pour laquelle on
ſaigne.

OR vous ne deuez pas meſpriſer la
ſaignee, comme n'eſtant pas vn
remede reuulſif. Car vous m'auez veu
ſouuent vſer de ce ſecours aux grands
flux de ſang par le nez, & arreſter ce flux
tout incontinant. Mais il ne faut pas attendre (comme vous auez veu) iuſques
à tant que les forces viennent à vne derniere decadance, ains iuſques à ce qu'on

l'aperçoiue que ce qui eſtoit conuenable ſeulement aye eſté vuidé, & neantmoins que la vigueur du ialliſſement du ſang demeure en eſtat. Quãd le ſang fluë de la narine droitte, alors il faut ouurir la vene au coude du bras droit: que ſi c'eſt de l'autre, au gauche, & quant & quant ſerrer les extremitez du corps par ligatures de chanure, ou de laine, & appliquer vne ventouſe ſur l'hypochondre du meſme coſté. Car en pratiquant tout cecy (comme vous ſçauez) nous auons arreſté tout à fait les flux de ſang par le nez, apres auoir recognu par experience, que tous les medicaments dõt ils ont eſcrit, qui ſont portez dans le nez, & tout ceux dont on emplaſtre le front, ſont de peu d'effect. Parquoy cecy (ſans ce qui a eſté dit auparauãt ſur l'ouuerture de la vene) d'eſtruit l'opinion de Menodotus, qui veut que cette ſyndrome, appellee plethorique, nous aduertiſſe de ce remede. Car cette affection dont nous venons maintenant de parler, eſt manifeſtement contraire à la plethorique. Or nous y receuõs la phlebotomie, non pas comme vn remede euacuatif, mais comme reuulſif.

CHAP. XII.

Que rien ne rend tant la Medecine coniectu-
relle que l'incertitude de la quantité du re-
mede. Que la dose du medicament purgatif
ne peut estre diminuee apres qu'elle est prin-
se, mais que le Medecin peut arrester le
sang quand il veut. Quand c'est qu'il est
meilleur de faire l'euacuation par la saignee
à diuerses fois, & comment il s'y faut gou-
uerner quand les humeurs sont crues. Quãd
il faut faire la saignee entiere à vne fois, &
iusques à quãd il faut laisser couler le sang.
En quel temps il faut faire cette saignee.
Qu'il faut saigner iusques à l'euanouisse-
ment. Qu'il faut prẽdre garde en ce fait à la
diminution du poulx. Qu'il ne faut vser de
l'euacuation qui se fait toute en vne fois
que bien a propos. Que l'euacuation faitte à
diuerses fois à cause de reuulsion, est tres-
vtile.

Rien ne fait recognoistre en pratiquant la Medecine tant coniectu-
relle que la quantité de chaque medicament. Car encore que nous sçachions
souuent le temps precisement de pre-

senter à manger,& à boire,& s'il le faut
presenter ou chaud,ou froid, nous ne
sçauons pas toutefois asseurémét combien il en faut donner au vray. Ce qui
arriue aussi aux medicaments laxatifs.
Car nous sçauons quelquefois s'il faut
donner au malade vn medicament qui
purge ou la bile iaunastre, ou la noire,
ou le phlegme,ou les superfluitez sereu-
ses:mais nous ne sçauons pas combien
il en faut ordonner.Or la dose qui a esté
prise,ne reçoit par apres aucune corre-
ction.Car le medicament qui a esté vne
fois receu dãs le vétricule, ne peut plus
en aucune façon n'y auoir pas esté receu,& n'est pas possible si l'hõme a esté
vne fois plus purgé qu'il ne faut, de re-
trancher aucune partie de ce qui a esté
exhibé. Mais l'ouuerture de la vene
nous fait ceste tres-grande faueur, que
d'en pouuoir arrester l'euacuation quãd
il nous plait, & au contraire encore de
la laisser aller iusques à tant que soit as-
sez.Parquoy il vaut mieux si riẽ ne presse, faire la premiere saignee moindre
qu'il ne faut, pour y retourner encore
vn coup, voire si l'on veut, iusques à la
troisieme fois. Là ou donc vne grande

euacuation est vtile: mais les forces ne
sont pas grãdes, il vaut mieux menager
l'euacuation, ainsi que certes vous me
l'auez veu mettre en pratique, quand il
y auoit repletiõ d'humeurs vn peu trop
crues: Car lors apres auoir deschargé vn
peu le sang ie donne à l'heure mesme de
l'hydromel bien cuit, auec quelque mé-
dicament attenuatif, cõme de l'hyssope,
ou de la marjolaine bastarde, & quelque
fois du pouliot sauuage, ou du domestic
ou auec du melicrat, ou de l'oxymel, ou
de l'oxyglycy: & par ce moyen ie reitere
quelque fois la saignee le mesme iour,
& quelque fois le lendemain: & lors faisant pareillement prendre encore quelques vns des medicamẽts susdits, i'oste
du sang. Ce que ie fay semblablement le
troisieme iour, encore par deux fois.
Mais quand la repletion d'vn sang
bouillant allume vne fort grãde fieure,
lors l'euacuation faite tout en vn coup
est vtile: & faut se mettre en deuoir de
faire cette decharge, iusques à ce qu'on
tombe à cœur failly: prenant garde à la
force de la faculté, de sorte que ie me
souuien en auoir tiré par vn coup quelque dixsept palettes, ou le lẽdemain, ou

le troisieme, ou le quatrieme iour, &
quelquefois au premier, la fieure ayant
commencé ou à l'entree de la nuict, oü
sur la minuict, & les viãdes qu'on auoit
prinses le iour auparauant estãt bien di-
gerees. Or ie me souuien auoir tiré sur
la fin du premier iour du sang à d'aucuns qui se plaignoyent le iour auparauant, ou d'vne indispositiõ inegale, ou
d'vne sueur, ou d'vne douleur de teste,
ou de quelque autre partie, se nourris-
sant peu à cause de ce, la fieure ayant
commencé la nuict precedẽte. Parquoy
si vous cognoissez qu'il y ait plenitude
d'vn sang boüillant, mettez vous en deuoir de l'euacuer promptement, auant
qu'il vienne à reiallir sur quelque partie
noble : Et pource ne craignez point
d'ouurir la vene quelquefois mesme de
nuict. Car cela me fait rire que beaucoup pratiquent, qui tirent du sang seulement depuis le premier demy tiers du
iour iusques à enuiron vne heure auant
midy, ou iusques au midy, & nõ iamais
en autre temps. Que si ie ne les auoy pas
veu vser de clysteres, de nourriture, &
d'autres remedes à toutes les heures de
la nuict, ie m'aigriroy contre eux. Mais

puis qu'ils n'attendent la faueur de ce temps qu'en la seule ouuerture de la vene, faifant toutes autres chofes fuiuant que le mal le commande, fans preferire vn certain nombre d'heures à tous les malades en general, leur faute eft plus fupportable. Il faut dõc comme i'ay dit amener iufques en pafmoifon les patients ainfi affectez. Car i'en fçay quelques vns qui ayans efté de neceffité refroidis par l'euanouiffement, la maladie les a quitté incontinant, apres auoir eu vne fueur par tout le corps, & vn cours de ventre. Or il faut bien prédre garde à l'afoibliffemēt du poulx, le touchāt tant que le fang fluera, comme i'ay accouftumé de faire en tous malades qu'on faigne, de peur que n'eftant pas bien cognu, on n'apporte la mort au lieu de l'euanouiffement. Ce que ie fçay auoir efté fait par trois Medecins, l'vn en vne femme qui auoit la fieure, & les deux autres chacun en vn homme, iufques à vne telle defaillance, qu'il ne fut plus poffible de les faire reuenir. Parquoy il vaut mieux fe garder de ces euacuations faittes toutes à vn coup, fi vn grand befoing ne le commande. Et la reuulfion

n'est pas vn petit remede estāt faitte par
la saignee: Et souuent plus vous parta-
gerez l'euacuation en diuerses fois, plus
elle aura de vertu: Il est dōc meilleur de
sçauoir cecy premierement.

C H A P. XIII.

*Tout ce à quoy il faut prendre garde pour bien,
& seurement faire vne saignee. Qu'il faut
dauantage tirer de sang quād il y a dauantage d'intentions, & moins quand il y en y
a moins. Qu'il faut mesme saigner quand les
humeurs sont crues, si la maladie est grāde,
& les forces sont bonnes. Qu'on doit aug-
menter, ou diminuer l'euacuation, suiuant
la complexion, & estat particulier des personnes. Pourquoy les enfans ne doiuent estre
saignez auāt l'aage de quatorze ans. Quād
c'est qu'ils ont besoing de la saignee apres cet
aage, & cōme il la faut faire. Que le poulx
est vn signe qui n'est point trompeur pour la
cognoissance des forces. Qu'on peut saigner
les personnes en l'aage de soixante & dix
ans, & quand il le faut faire. Qu'il ne faut
s'arrester au nombre des ans, mais à l'estat
de tout le corps. Qu'il faut moins saigner la
personne en vieillesse, qu'en ieunesse.*

REtournant derechef à la consideration proposee au commence-
ment, discourós sur tous les points que
nous cognoissós estre fort necessaires à
ceux qui veulét tousiours executer seurement vne saignee. Il faut premierement sçauoir que quand les intentions
susdites de ce secours s'augmentent,
qu'vne plus grande euacuation nous est
par là demonstree : que si elles se relas-
chent, il faut d'autant diminuer la quãtité de l'euacuation, qu'elles seront a-
moindries. Or la grãdeur de la maladie
& la vigueur des forces estoyent les premieres intentions de la saignee : l'vne,
comme monstrant ce qu'il faut faire, &
l'autre, comme ne l'empeschant pas : ce
que quelques vns des Medecins mo-
dernes appellent contre monstrer. Car
quelquefois l'affection commãde l'ouuerture de la vene, mais la foiblesse des
forces l'empesche. Que si ces deux inté-
tions s'accordent, c'est chose asseuree,
(comme il a esté dit auparauant) qu'il
n'y a plenitude d'humeurs crues, telle
qu'elle soit, qui empesche ce secours. Il
faut par apres aduiser qu'elle est la complexion naturelle de la personne. Car

vous dechargerez à bon efcient, & d'a-
uantage ceux qui ont les venes groffes,
qui font mediocrement grailes, & qui
ne font ny blancs, ny delicats : mais ef-
charfement ceux qui font d'habitude
cõtraire: Car ils ont peu de fang, & vne
chair qui fe dechet incontinent. Pour
cette raifon, vous n'ouurirez point la
vene aux enfans, auant l'aage de quatorze ans: apres lequel fi vous voyez qu'ils
amafsét quelquefois beaucoup de fang,
que vous foyez au printéps, que le lieu
foit naturellement bien temperé, & le
naturel de l'enfant fanguin, vous tirerez
du fang, & de tant pluftoft encore fils
font en danger de tomber promptemét
en vne inflammation de poulmon, en
vne fquinance, en vne pleurefie, ou en
quelque autre maladie aigue & grande,
vous leur en tirerez pour le plus iufques
à quelques trois palettes pour le premier coup: Que fi apres auoir confideré
les forces, vo⁹ voyez qu'elles demeurét
bónes, vous reïtererez l'emiffion prece-
dente, l'augmentant de la moitié feule-
mét. Or vous auez apprins qu'il fe faut
fier à vn poulx fort, & égal, pour la vigueur des forces, comme à vn figne qui

n'eſt point trompeur: & encore dauantage, ſ'il eſt grand. Parquoy vous ouurirez la vene aux perſonnes de ſoixante &
dix ans, quand vous leur trouuerez le
poulx dõt ie vien de parler, ſi l'affection
vous le commande. Car il y en a quelques vns en cet aage qui ont beaucoup
de ſang, & les forces valides : les autres
ſont ſecs, & de peu de ſang, & qui deuiennent incontinẽt noirs en quelque
partie que ce ſoit, ſi elle a receu quelque coup. C'eſt pourquoy vous ne vous
arreſterez au nombre ſeulement, comme quelques vns ſ'y arreſtẽt, mais à
l'eſtat de tout le corps. Car quelques
vns en l'aage de ſoixante ans ne ſup-
portent pas la ſaignee, & d'autres
qui en ont ſoixante & dix la ſupportẽt.
Toutefois vous en oſterez le moins à
ceux-cy, encore qu'ils ſemblent auoir
vne diſpoſition auſſi bonne que celle
qui eſt en vn ieune corps. Il ſera fort à
propos de conſiderer toutes ces choſes
auant que de venir à l'ouuerture de la
vene & principalement ſi les haimorrhoides & les purgations des femmes
ſont ſupprimees.

CHAP. XIIII.

A quoy il faut prendre garde quand le sang coule. Qu'aux grandes inflammations il faut saigner iusques à ce que le sang en coulant change de couleur. Qu'il ne faut pas tousiours attendre ce signe. Qu'il le faut attendre si les forces sont bonnes, & l'air est temperé. Que la iuste quantité de l'euacuation est difficile à cognoistre. Ceux qu'il faut le moins saigner. Qu'il est impossible de prescrire au vray la quantité de l'euacuation. Qu'il a tiré du sang à vne fois iusques à vingt deux palettes, sans aucun detriment des forces. Que l'euacuation des petites venes est de peu d'effect.

OR quand apres l'ouuerture de la vene le sang coule, il faut bien prendre garde aux changemens d'iceluy, & sur tout s'il y a vn phlegmõ, & si la vigueur du flux se rabat: mais on s'arrestera principalement au changement du poulx, cóme à vn tesmoignage non faux, & doit on cesser incontinant, s'il se change, ou en grandeur, ou en quelque inegalité que ce soit. Qu'est-il besoing

de parler du changement qui se fait en
foiblesse? Car vous auez apris, qu'il se
fait par cette qualité vne distinction asseuree de la faculté forte , ou foible.
Mais c'est fort bien fait d'attendre le
changement du sang, soit en couleur,
soit en cõsistence, en ceux qui ont quelque grande inflammation proche de la
vene qui a esté ouuerte , comme l'Hippocrate nous l'a monstré au liure *Du re-*
gime aux maladies aigues, quand il a parlé
de la pleuresie : Car le sang qui est au
phlegmon est autre que celuy qui est
selon nature , pour estre plus échauffé
que cestuy-cy: dautãt que si precedem-
ment il estoit crud, il deuient apres plus
rouge, & plus orangé : que s'il estoit tel
auparauant, il se change en vn noir tout
bruslé. C'est pourquoy l'Hippocrate à
escrit en cette sorte des Pleuretiques.
Quand à celle qu'il faut ouurir, il faut que ce
soit la vene qui est en l'interieur du coude, &
ne faut point craindre d'en oster beaucoup, le
laissant aller tãt qu'il coule beaucoup plus rou-
ge, & orangé, ou liuide, au lieu qu'il estoit pur,
& vermeil. Or l'vn & l'autre se fait: car
c'est vn tesmoignage que quelque chose du phlegmõ s'est transmis dãs la vene

qui a esté picquee, quand on y aperçoit
du changement. Il ne faut pas toutefois
toufiours attendre cecy. Car il cõuient
quelque fois cesser auant que cela arriue , pour deux raisons , ou pour la foiblesse des forces , ou à cause de quelque
maling phlegmon. Car par fois il ne
laisse rien aller , pour estre trop empa-
cté. Si toutefois nous ne voyons que les
forces se dissipent par l'euacuation (ce
qui se sçaura en touchant le poulx , &
celuy que l'on saigne est au fort de son
aage) il faut attendre le changement, &
sur tout si l'air est temperé. Car il y a ces
deux choses pour lesquelles principalement la iustesse de l'euacuation est con-
iecturelle en ce secours, sçauoir quel est
le naturel du malade (ce que nous ne
pouuons pas recognoistre parfaitte-
ment) & quel doit estre la temperature
de l'air apres l'ouuerture de la vene. Car
comme la chaleur fieureuse consomme
beaucoup de sang, & que le malade mã-
ge fort peu , la nourriture qu'il tire du
sang luy defaut par necessité en peu de
temps: & par ce, les forces s'aneãtissent.
Or elles se perdent à cause du tempera-
mẽt du malade, s'il est humide & chaud,

tel qu'eſt celuy des enfans:ou à cauſe de
l'air en vn lieu chaud , & vn temps d'e-
ſté . Parquoy nous en tirerons moins
que la repletion n'en commande aux
enfans quant à l'aage,& quant à l'habitude du corps , à ceux qui ont la chair
tendre,& qui ſont blancs, tels que ſont
les Gaulois:mais quand au temps, pendant les iours caniculaires. Le ſemblable ſe doit faire ſelon les lieux , & les
conſtitutions. Or nous redoutons tout
autrement(comme i'ay dit cy deſſus) la
trop grande euacuation aux choſes cō-
traires , ſçauoir aux temps , & aux lieux
froids , à cauſe du refroidiſſement qui
ſ'en enſuit. Parquoy il n'eſt pas poſſible
de determiner par eſcrit vne meſure
certaine en chacune des choſes cy deuant dittes. Car ie ſçay qu'on a tiré à
propos iuſques à enuiron vingt deux
palettes de ſang à quelques vns,de ſorte
que la fieure ſ'eſtaignit incōtināt, & les
forces n'en reçeurēt aucun mal: & qu'à
d'autres,on n'en a pas oſté enuiron quatre palettees , ſans nuire promptement
aux forces:Que ſi quelqu'vn en euſt oſté
ſix ou enuiron , on euſt nuit iuſques à
l'extremité. Parquoy ie me ſouuien

auoir profité quelque fois pour n'auoit
tiré que quelques trois palettes & d'autres fois encores moins : Et ce, ou de la
vene du bras, ou du iarret, ou de la cheuille. Car rien n'a accoustumé de couler
dont on doiue faire estat de celles qui
sont aux grands coins des yeux, ou sous
la langue:non plus que si quelqu'vn ouure celles qui sont aux pieds, ou aux
mains, comme pensent ceux qui gue-
rissent la ratte en ouurant la vene qui est
situee aupres du second petit doigt : de
laquelle il sera parlé plus à plain cy
apres.

Chap. XV.

*Qu'il ne peut escrire tout ce que les Medecins
ont dit sur le subiect de la saignee. Qu'il
demõstre ce qu'il dit en ce discours par l'experience de tous les iours, ainsi qu'il a fait
toutes ses autres opinions. Qu'il faut faire la
saignee diametralement à l'imitation de la
Nature.*

S I i'escriuoy tout ce qui a esté dit par
les Medecins sur cette speculation,
i'auroy besoing d'vn grand liure, & tout
remply

remply de ce subiect. Or côme en tous
les autres discours que i'ay traittez iusques icy, ie vous ay demôstré mon opi-
niô, que vous auez tousiours veu auoir
esté côfirmee par les effets, ie feray aussi
le mesme à present, donnant commencement à ce discours par les choses qui
se voyent manifestement tous les iours
aux malades, que l'Hippocrate a redigé
par escrit les ayant soigneusement re-
marquees. Or en voicy vn article, & le
plus principal. *Tout sang qui fluë* κατ' ίξιν
apporte vn grand secours aux maladies. Or
que ce κατ' ίξιν signifie, autant que directement, *ou diametralement,* chacun en
demeure d'accord: ce mot estant souuët
employé pour exprimer auec plus de
clairté le sens de cete loquutiô κατ' ίξιν
Mais le sang qui coule au contraire ne
sert de rien, ains plustost il nuit quelque
fois: parce qu'il abat les forces, sans soulager le mal. Car la narine droitte fluan-
te n'apporte aucun profit à la grâde ratte, ny la gauche au foye. Mais la reuulsiô
fait voir à l'œil, & promptement le secours en ceux en qui elle est faitte directement: mais non pas en ceux sur qui
elle est pratiquee au contraire. C'est

pourquoy la ventouſe appliquee ſur
l’hypochondre droit arreſte à l’œil, &
ſur le champ le ſang quand il flue de la
narine droitte, comme ſur le gauche,
quand il coule de la gauche. Et ſi vous
ſaignez pour faire reuulſion, vous ver-
rez vn ſoulagemēt prompt,&manifeſte
aux fluxions de ſang qui ſont du meſme
endroit. Que ſi vous faites la ſaignee au
contraire,vous ne profiterez de rien.

CHAP. XVI.

*Que la ſaignee ſert aux maladies de la ratte
faitte directement. Qu’il faut faire l’euacuation en ce ſubiect à diuerſes fois. Qu’il
faut ſaigner les Pleuretiques, & les Oph-
thalmiques de l’humérale du meſme coſté. Que la ſaignee faitte par poſes eſt plus
vtile que celle qui ſe fait toute à vn coup.
Quelles venes il faut choiſir au coude principalement, ſelon les diuerſes maladies. Que
les ſaignees faittes diametralement apportent vn grand ſecours.*

AINSI la ratte eſtant mal diſpo-
ſee, l’ouuerture de la vene faitte
aupres du grãd doigt de la main gauche

luy profitera. Ce qui arriuera aussi si
vous touchez la vene qui est au dedans
du coude. Car l'euacuation du sang faitte au bras gauche vaut beaucoup à la
ratte mal disposee. Or il vaut mieux ne
pas vuider tout à vn coup ce qui est expedient, mais le partager en deux iours.
Et ie ne sçay point pourquoy les Medecins ont negligé de saigner les ꝛateleux.
Car i'ay tousiours recognu qu'ils en ont
receu vn grand allegemēt, encore qu'on
ne leur ostast que vnze onces seulemēt,
Mais il faut tirer la iuste quantité de l'e-
uacuation des choses cy deuāt dittes. La
saignee aussi faitte aux Pleuretiques du
costé de la partie malade a fait voir sou-
uēt vn secours fort manifeste: mais celle
de l'autre bras, a esté ou du tout inco-
gnuë, ou elle a paru bien tard. Et l'inci-
sion de la vene qu'on appelle humerale
faitte du mesme costé a appaisé souuent
de grandes douleurs d'yeux en vne heure. Or il vaut mieux essayer en quelque
maladie que ce soit de pratiquer par
vne moyenne saignee celle qu'ils appel-
lēt ἐπαφαίρεσις, c'est à dire la reiterer, quelquefois le mesme iour, quād il y a temps
pour la faire, quelque fois le iour d'a-

pres, ſi nous ne ſommes côtraints comme i’ay dit cy deſſus d’attirer l’euacuatiõ iuſques à l’euanouiſſemēt. Parquoy
la vene qu’õ apppelle humerale, ou celle qui en eſt produitte, apportent ſoudain vn ſecours tout euidēt aux yeux, ſi
elles ſont ouuertes au coude. Et aux co-
ſtez, au poulmon, au diaphragme, à la
ratte, au foye, & au ventre, celle qui par
l’aixelle arriue au ply du coude. Or il
faut en telle occaſion ouurir principalement celle qui eſt au dedans, ſinon celle
qu’elle enuoye au ply de la iointure,
vous auez ſceu certes vn peu cy deuant
comme la ſuſdite eſt produitte de la vene humerale, s’alliāt à elle. Car il y a ces
trois lieux pour la ſaignee du coude,
l’exterieur, l’interieur, & le moyē. L’interieur profite à ceux qui ont leurs ïndi-
ſpoſitions plus bas que le col. L’exterieur, à ceux qui les ont au deſſus, comme au viſage, & à la teſte. Mais le lieu
moyen a quelque fois ces deux venes ſe-
parees, & eſtendues iuſques en l’auant-
bras, ou elles s’aſſemblēt en vne, & quelquefois tout ſoudain au ply de la iointure, s’y rencontrant mutuellement.
Quelque fois auſſi l’vne paroiſt, & l’au-

tre est cachee. Si dōc la vene qui est particulierement propre à quelque affectiō est malaisee à voir quād vous viendrez à quelqu'vne des moyennes, vous essayerez d'ouurir plustost celle qui est produitte de la propre. Or il arriue quelque fois que rien n'empesche d'ouurir celles qui vont plus auant que la iointure du coude, sçauoir celles qui sont en l'auāt-bras, quand celles qui sont au coude ne se monstrent pas. Mais vous choisirez par tout celles qui sont du mesme endroit que les parties affligees. Or les saignees qui sont faittes du mesme endroit que les parties malades apportent quelquefois vn secours si soudain, & si apparent, que les malades, & leurs domestiques en demeurent rauis d'estonnement.

Chap. XVII.

Cure merueilleuse faite par la saignee en vn qui estoit en danger de perdre les yeux, à cause de la douleur, & de l'inflammation. Indications contenues en ceste histoire.

OR ie me souuien d'auoir esté autre fois prié par vn qui demeuroit

au fauxbourg de Rome, homme riche,
pour voir l'vn de ſes facteurs, qui cou-
roit fortune de perdre les yeux: (car il
me parloit ainſi) certes il auoit de grandes douleurs & y auoit preſque vingt
iours qu'il les ſouffroit. Or le Medecin
de la maiſon de ce riche eſtoit vn Eraſiſtratien, qui auoit touſiours fait beaucoup d'eſtat de ſ'eſloigner de la ſaignee.
Moy donc voyant ce malade, homme
ieune, plein de ſang, qui n'auoit pas encore les yeux vlcerez, mais qui y auoit
vne inflammation, & vne fluxion fort
grãde, auec vne eſpaiſſeur en toutes les
deux paupieres, & dé-ja en l'vne quelques aſpretez, d'ou ne voyant preſque
plus goutte, il ſe dueilloit de plus en
plus, & le phlegmon, & la fluxion ſ'en
aigriſſoyent: Apres auoir dy-ie prins
garde à tout cecy, & cognu toute la forme que le Medecin auoit tenu en cette
cure. Ie dy que ie ne pouuoy aller con-
tinuellement au fauxbourg, & neantmoins qu'il eſtoit beſoing que pendant
trois iours au moins ie viſſe l'homme
par des interualles qui ne fuſſent pas
longs. Donnez le moy donc luy dy-ie
pendant ces trois iours. Mais ie vous

en prie (me dit-il) ie vous le recognoi-
stray, & des maintenant emmenez le en
vostre logis. Or il y arriua par deuers les
vnze heures du matin. Lors ie luy tiray
à l'inſtãt enuiron vnze palettes de ſang
tout du premier coup : & encore quelques quatre palettes ſur les trois quarts
du iour, d'ou eſtãt merueilleuſement al-
legé, ie luy appliquay le lendemain vn
colyre lenitif, y meſlant de celuy, ou il y
entre du vin (cõme nous auõs accouſtumé de pratiquer en telles occaſiõs) por-
tãt ce linimẽt ſous les paupieres auec le
bout de la ſpatule. Ie faiſoy cela premierement le matin, puis ſur le premier
tiers du iour, & encores ſur les trois
quarts, & apres tous ces linimẽts il en-
troit au baing à Soleil couchant. Le lẽdemain on luy appliqua deux fois (a-
pres luy auoir renuerſé les paupieres) ce
colyre lenitif, y ayant meſlé beaucoup
dauantage de celuy ou le vin entre : Et
apres ce, il fut baigné ſur le ſoir. Le iour
ſuiuant ayant rencontré ce riche au lieu
ou ils ont accouſtumé de deſcendre de
leurs caroſſes, il le ſalua les yeux ou-
uerts, ſans inflammation, ny fluxion
aucune, luy qui deux iours aupara-

uant ne pouuoit entrouurir les paupieres,à cauſe de la fluxió, & de la douleur.
Parquoy ce fait parut de meſme qu'vn
enchantemēt: de ſorte qu'il s'eſcria, ad-
mirant la ſoudaineté de la gueriſon, &
tous ceux qui eſtoyent auec luy excla-
merent ſemblablement. Cependant ie
n'auoy pas fait grand cas,ſinon à com-
paraiſon du Medecin de la maiſon, qui
y voyoit de grands maux par l'horreur
de la ſaignee. Mais le malade auoit encore beſoing qu'ó luy nettoyaſt ces ru-
deſſes, & aſpretez de paupieres : Or il
n'eſtoit pas poſſible de ce faire ſans
quelque medicament picquant, & il ne
le pouuoit pas porter en aucune ſorte,
ſans eſtre purgé auparauant. Car nous
auons deſia dit, & demonſtré ſouuent
que tous les medicaments acres appli-
quez ſur quelque partie que ce ſoit atti-
rent la fluxion,& font vn phlegmon, ſi
le corps n'eſt du tout euacué, & exactement vuide de toutes ſuperfluitez. Ce
riche donc demanda quel enchante-
ment auoit eſté fait en cette gueriſon:
mais ayant entendu tout ce qui s'eſtoit
paſſé, il appella du depuis ce Medecin
Eraſiſtratien ſanguifuge *ou qui entre en*

rage de peur du sang. Or ceste histoire
comprend indication en deux façons,
tant en ce qu'il faut ouurir la vene en
pareilles affectiõs (ce que nous ne nous
estiõs pas proposé en ce discours) qu'en
ce qu'il faut saigner du mesme endroit
que les parties qui souffrēt, & qu'il faut
choisir les venes humerales quand les
parties qui sont au dessus de la poitrine
sont affectees.

C H A P. X V I I I.

Quelles parties du corps sont secourues par l'ou-
uerture des venes de la iambe. Quelles ve-
nes il faut ouurir en l'affection des reins.
Qu'il faut ouurir les venes de la iambe en
l'inflammation de l'amarry. Les incommo-
ditez qui arriuent si on ouure les venes du
bras aux affections de l'amarry. Quelles ve-
nes il faut ouurir pour prouoquer les mois,
& (en passant) par quels medicaments il
les faut prouoquer. Que la saignee de la
iambe est aussi fort vtile aux schyatiques.
Qu'il ne faut s'aider de la scarification en
la schyatique.

D v

TOvt ainſi donc que toutes les parties ſuſdites ſont ſecourues par les ſaignees faittes au coude, leurs inferieures auſſi le ſont par celles du iarret, & de la cheuille : or ces parties inferieures ſont la hanche, la veſcie, & l'amarry : mais les reins ſont indifferẽts : car ils ſont ſituez plus bas que les parties dont nous auons premierement parlé, & plus haut que les ſecõdes. C'eſt pourquoy ils obeiſſent quelquefois aux ſaignees que l'on fait au coude, ſçauoir quand il y a vn phlegmon depuis peu, & vne abondance de ſang. Mais il faut ouurir les venes du iarret, ou bien celles de la cheuille à ceux qui ont cette affection qu'on appelle par vn nom particulier Nephritide. Or les inflammatiõs de l'amarry tirent plus de ſecours que celles des reins des venes qui ſont ouertes aux iambes. Les décharges qui ſe font par le coude, apportent encore ce mal, qu'elles retiennent les purgations menſtruelles, & retirẽt le ſang aux parties hautes du corps : mais celles des iambes, tant ſ'en faut qu'elles le retirẽt, qu'au contraire elles ſont cauſe ſouuẽt de remettre en leur cours les mois.

Or quand vous voudrez effectuer cecy,
il faut que vous preueniez le temps du
retour accouftumé à la femme par quel
que trois, ou quatre iours, tirant vn peu
de fang de l'vne des iambes, ou en fcari-
fiant les cheuilles de l'vne d'icelles : le
lendemain faittes en autant en l'autre
iambe : de forte qu'auec l'euacuation
que vous faittes vous ayez foing de faire garder vn regime attenuãt, nõ feule-
mẽt aux iours que voˀ faites cette forte
d'euacuatiõ, mais quatre ou cinq autres
auparauant. Or i'ay fait vn difcours à
part fur le viure qui attenue, toutefois
le pouliot fauuage , & le domeftique,
prouoquent affez les mois aux femmes,
fans cette maniere de viure: mais il leur
faut donner cuits dans de l'hydromel,
en les pillant tout fecs , puis les paffant
à trauers vn tamis fort delié, & les repil-
lant encore vne fois pour les rendre en
poudre fort fubtile : quoy fait , vous les
epandrez parmy l'hydromel. Or le tẽps
le meilleur pour leur donner cette po-
tion, eft au fortir du bain , quand elles
font enuelopees d'vn linge. Et ces medicaments font doux, mais le fauinier,
& le diptam font plus violents: toute-

D vj

fois leur vſage eſt ſemblable aux prece-
dents. On leur donne encore en ce tẽps
le medicament qu'on appelle particulierement amair, qui a cent dragmes
d'aloes , meſlees auec d'autres ingre-
dients, dont chacun n'en contient que
ſix. Il eſt toutefois beaucoup meilleur,
quand il y entre de la cannelle. Mais
que ces choſes ſoient dittes en paſſant,
encore qu'elles ne ſoient pas hors de
ſubiect : car elles aident l'iſſue du ſang
hors de l'amarry auec la décharge des
iambes qui ſe doit faire , ou en ſcarifiãt,
ou en ouurant la vene qui eſt en la cheuille, ou au iarret. I'ay veu auſſi des
ſchyatiques gueries en vn ſeul iour par
la ſaignee faitte aux iambes, ſçauoir celles qui eſtoient cauſees , nõ par le froid,
mais par les vaiſſeaux de la cuiſſe trop
pleins de ſang. Parquoy la ſaignee du
iarret profite plus à ceux qui ont cette
indiſpoſition , que celle des cheuilles:
mais la ſcarification ne leur apporte
point de ſecours qui paroiſſe.

CHAP. XIX.

Comme il faut s'aider de la saignee & au cõmencement, & en l'estat des inflammatiõs. Quelles venes il faut ouurir aux vieilles inflammations de la gorge, & des yeux, & aux pesanteurs, & douleurs de teste. Que la ventouse aussi auec scarification, ou sans scarification sert contre les douleurs, & pesanteurs de teste. Que la vene du front ouuerte alege les douleurs de la partie posterieure, soit au commencement, soit en l'estat du mal. Quand il est bon ou non de prendre telles venes que l'on voudra. Quelles venes il faut ouurir aux Podagres, aux Epileptiques, aux Vertigineux, à ceux qui ont les hæmorrhoides, & aux femmes pour leurs mois. Que le flux des hæmorrhoides est beaucoup different de celuy des mois. Quand il faut arrester le flux des femmes. Cõme il faut saigner au retour du printẽps.

POVR abreger, il faut euacuer par reuulsion les phlegmons qui commencent, & ceux qui font enuieillis par les parties qui souffrent, s'il est possible, sinon, par leurs plus proches : car on

doit detourner ce qui fluë, quand ils
font en leurs commencements, mais
quand ils font inueterez, il faut vuider
feulement ce qui eft enfermé en la partie affligee. Or cette euacuation fe fera
le mieux par les venes qui f'emboutif-
fent auec celles de la partie. L'experience confirme cette raifon. C'eft pourquoy la faignee faitte du commencement au coude, & puis à la langue, ouurant les deux venes qui y font, profite
merueilleufement aux inflammations
qui furuiennent à la gorge, & au gou-
fier. La vene auffi ouuerte au grand
coing de l'œil foulage beaucoup les re-
ftes des phlegmons qui f'endurciffent
aux yeux. De mefme la vene incifee au
front a de couftume de feruir euidem-
ment aux pefanteurs de tefte, & aux
douleurs d'icelle inueterees, qui font
occafionnees de plenitude : ce que fait
pareillemét la reuulfion pratiquee auec
la ventoufe à la partie pofterieure, quelque fois auec icelle feule, & quelque
fois auec fcarificatió, fi les douleurs có-
mencent, ou font en leur vigueur : mais
il faut que tout le corps foit premierement euacué. Par mefme raifon, la vene

du front ouuerte apporte alegement
aux douleurs qui font au derrier de la
tefte, foient quelles foient en leur commencement, ou en leur vigueur. Car
aux fluxions qui commencent il vaut
mieux faire les reuulfions auec euacuation , mais les euacuations qui fe font
des parties affectees , ou de celles qui
leur font proches , elles fe pratiquent
aux phlegmons qui font comme en-
durcis. Or aux corps ou aucune partie
n'eft encore offencee , nous preuenons
en euacuant au retour du printemps. Si
la perfonne a accouftumé d'eftre affligee de maladies fieureufes', & que nous
defirions de vuider leur magazin, il eft
indifferét de faire la detractió du fãg de
quelque partie que ce foit, encore que
ce fut en vn Gouteux tormenté en toutes les iointures: mais il ne faut pas faire
l'euacuation indifferemment en toutes
les parties à ceux qui en ont quelqu'vne
beaucoup offencee , s'ils ne font euacuez au parauant : ains il fy faut con-
duire comme en ceux qui commencét
d'eftre malades. C'eft pourquoy il faut
décharger les Podagres par le coude:
mais les Epyleptiques, & les Vertigi-

neux, pluftoft par les iambes.   Que fi
vous venez à la faignee pour l'empef-
chement des haimorrhoides, il faut ouurir les venes du coude, fi vous les vou-
lez arrefter, & celles qui font aux iambes pour les prouoquer: mais toufiours
celles des iambes, en celles à qui les
mois font retenuz.   Car comme quelques-vns defirent d'eftre deliurez de l'e-
uacuation des haimorrhoides , & d'autres font bien-contants de l'auoir , il
n'en va pas ainfi en la purgation men-
ftruelle: parce qu'il eft à craindre au flux
haimorrhoidal, qu'il n'arriue à vn dere-
glement tel, qu'il emporte fon homme
en peu de temps , ou bien qu'il le rende
hydropique, ou cachectique : mais rien
de pareil ne furuient aux vuidanges de
l'amarry, pour eftre felõ nature. Neantmoins, il arriue quelquefois que le fang
coule de l'amarry par quelque erofion
de vene : & lors l'intention de guerir
n'eft pas de mefme. Car nous ne vou-
lõs pas que le fang f'en alle comme aux
mois , mais nous defirons tout à fait de
l'arrefter. Que cette raifon foit donc
commune à tous ceux qui viennent à la
faignee au retour du printemps, fçauoir

fils ont quelque partie qui soit fort debilitee, sur laquelle la plenitude s'amasse, qu'on la déchargera par reuulsion. Que s'il n'y a rien de tel, que ce soit de telle façon qu'vn chacun aimera le mieux, excepté aux suppressiõs des haimorrhoides, & des mois, comme nous l'auons fait entendre vn peu auparauant.

Chap. XX.

Qu'il ne faut s'arrester au nombre des iours touchant le temps de la saignee. A quoy les Medecins prenoient garde pour ce subiect. Qu'il faut saigner en tout temps, quãd les indications s'y trouuent. Comment se perd l'occasion de la saignee par le temps.

IL a esté donc parlé de cecy en gros cy dessus. Il sera toutefois meilleur de discourir maintenant sur tout, recueillant en ce seul discours tout ce qui a esté dit auparauant, & redistinguant ce qui n'a esté assez distingué. Or il faut en general sçauoir cecy, qu'on ne doit considerer premierement le nombre des iours pour la saignee, comme quelques-vns l'ont efcrit, & d'aucuns certes du tout fottemét, apres l'accez du troif-iefme iour, fçauoir (comme ils difent) quand nous auons quelque cognoiffance de ce qu'eft la maladie, foit felon fon efpece, foit felon fa façon, foit felõ toute fa nature. Les autres ont prefcrit le dernier terme de la faignee au quatriefme iour, dans lequel ils permettent de faigner pendãt les interftices des accez toutefois & quantes que l'on voudra. Aucuns fe haftent de faigner ceux à qui ils ont iugé l'emiffion du fang eftre vtile pendant qu'il transfluë, & qu'il n'eft encore fermement retenu en la partie qui reçoit cette fuperfluité, prenant garde à vne chofe, f'il ne f'eft point fait de corruption au ventre qui cuit l'aliment, fi la cuifon eft tardiue, ou bien s'il y a encore quelque viande contenue en iceluy. Or ils difent fort bien, & les doit on croire en ce qu'il fe faut hafter quand l'euacuation le requiert, s'il n'eft de befoing que les viandes & les fucs à moitié cuits, qui font dans les premieres venes fe cuifent. Mais parce que quelqu'vn differe fouuent dés le commencement iufques au cinquiefme, ou

ſixieſme iour, auant que nous ſoyons
appellez à ſa gueriſon, il ſera bon de ſaigner encore qu’on aye obmis le premier temps de ce ſecours. Car ſi vous
recognoiſſez en quelque iour que ce
ſoit les intentions de la ſaignee en vn
malade, pratiquez ce remede ce iour-là,
encore qu’il y eut vingt iours depuis le
commencement. Or les intentiõs ſont
la grandeur de la maladie, & la vigueur
des forces, excepté en l’aage de l’enfance, & quand l’air qui nous enuironne
eſt trop chaud. Mais dautant que par
trait de temps les forces ſe diſſipent en
beaucoup de maladies, l’occaſion de la
ſaignee s’écoule par la multitude des
iours, non pas comme en eſtant premierement cauſe, mais cela ſe fait comme par vn moyen qui abat les forces
auparauant. Parquoy ſi nous trouuons
les forces abbatues, meſme dés le ſe-
cond iour apres le commencement,
nous nous abſtiendrons de la ſaignee.

Chap. XXI.

En quel temps & à quelle heure il faut ſai-
gner. Et comment il faut s’aider de la ſai-

OR ie pense qu'il est tout notoire
qu'il faut auoir égard à la decli-
naison de la fieure le iour que nous
voulons faire la saignee, encore que cecy ne soit pas bien cognu à d'aucuns,
qui ordonnent la saignee le matin seulement, ou pour le plus loing iusques
par deuers les vnze heures, ou le midy.
Mais si quelqu'vn se souuient de ce que
nous auons dit cy deuant en tout ce discours, il ne fera point ces fautes-là en
saignant à quelques heures que ce soit
du iour, ou de la nuict, s'il prend garde
particulieremét au declin des accez de
ceux qui sont en fieure. Mais il n'aura
point d'égard à ce declin en ceux (qui
sans fieure) ont besoing de ce secours,
soit à cause d'vne ophthalmie, ou de
quelque autre chose semblable quand
il n'y a point de fieure du tout. Il faut
toutefois considerer la grandeur ou de
la douleur, ou de l'inflammation, ou de
toute l'affection à laquelle ce secours
est vtile. Que si rien de tel ne presse, ny
n'empesche, il vaut mieux saigner le
matin, non pas incontinét apres qu'on

eſt eſueillé,mais il faut attédre vne heure apres. Or il a eſté dit qu'il eſt meilleur d'en baigner quelques vns, & ſi l
eſt ainſi,encore apres en auoir fait pro-
mener d'autres vne heure auparauant.
Ie ſçay auſſi qu'à ceux à qui nous venós
à ouurir la vene ſur le renouueau, qu'õ
en a ſaigné quelques vns pour crainte
de quelque fieure meſme apres auoir
fait quelques vnes de leurs affaires accouſtumees, ou aux academies, ou aux
boutiques, ou au marché, ou au bar-
reau,ou à la maiſon. Mais il vaut mieux
que le temps de la ſaignee faitte par poſes,ou il eſt beſoin ſeulemẽt d'éuacuer,
ſoit du meſme iour, & de deux iours
conſequutifs quand elle ſe fait par reuulſion. Or il faut en tout cecy prendre
garde aux forces du malade,luy touchãt
les arteres : Car quelques vns ont les
forces ſi floüettes, qu'ils ne peuuét ſup-
porter vne copieuſe éuacuation à vne
fois. C'eſt pourquoy il faut apres auoir
refait le malade le premier iour, reiterer la ſaignee le lendemain.

CHAP. XXII.

Il traitte de l'ouuerture des arteres. Que les anciens appelloient les arteres venes. Pourquoy il traite en ce discours de l'ouuerture des arteres. Quelles arteres il faut ouurir selon la diuersité des maladies. Pourquoy les Medecins craignent de toucher les arteres.

OR nous auons demonstré ailleurs (& d'autres que nous encores le recognoissent) que les anciens appelloyent les arteres venes. Parquoy i'ay iugé qu'il estoit bon, tant à cause de l'affinité de ces doctrines, que pour brieueté, de ne point escrire vn autre liure de l'ouuerture de l'artere, mais de le ioindre au traitté de celle de la vene, & ce en cette partie, en laquelle nous cõsiderons quelle vene il faut ouurir, & pour quelles parties offencees. Car cõme nous auons fait voir qu'il en faut toucher de diuerses, selon la diuersité des parties, de mesme la coustume est parmy les Medecins d'ouurir les arteres qui sont aux tempes, ou celles qui sont

derrier les aureilles, fçauoir celles des
tempes aux fluxions des yeux chaudes,
& fpiritueufes, & celles qui font derrier
les aureillẽs, aux vertigineux principa-
lemẽt, & à ceux qui font malades de lõ-
gues douleurs de tefte chaudes, & fpiritueufes. Quelques vns encore fe feruẽt
de l'ouuerture de l'artere en d'autres affections de tefte qui opiniaftrent long
temps : Mais ils ne fe font pas aydez de
ce fecours quand vne autre partie a efté
offencee, encore que beaucoup en ayẽt
plus befoing que de l'ouuerture de la
vene: Car quand vn fang chaud, & fpiri-
tueux, qui f'eft amafsé dans les arteres,
fait du torment, lors il eft befoing d'ouurir les arteres qui font communes à la
partie qui fouffre. Or les Medecins
craignent de toucher aux arteres, à caufe de la difficile fuppreffiõ de leur fang.
Car fi en ouurant la vene quelques vns
bleffent l'artere, ils ont de la peine d'arrefter fur le champ la fluxion du fang, &
encore qu'ils en foyent venus à bout, il
fe fait apres la cicatrice de l'ouuerture
vn aneurifme.

CHAP. XXIII.

Les accidens qu'il a veu de l'ouuerture des ar-
teres. Pourquoy les Medecins s'abstiennent
de l'ouuerture des arteres. Qu'il n'y a point
de peril aux petites arteres, ny mesme aux
moyennes. Le moyen d'arrester le sang de
l'artere. Comment il s'enhardit premiere-
ment à ouurir les arteres. Pour quelles cau-
ses il ouurit les arteres.

IE sçay mesme que quelques vns
sont morts pour l'artere qui est situee sous la vene qui est au dedans du
coude, les vns pour estre tombez sou-
dainement en gangrene, le Medecin
ayant voulu arrester ce flux par l'appli-
cation du bandage, comme le sang de la
vene. Les autres ont esté perdus par l'o-
peration manuelle des aneurismes: Car
il est necessaire de fermer le vaisseau par
vne ligature. C'est pourquoy les Medecins laissent les arteres d'importance à
cause de leur grosseur, & les petites
comme ne pouuant pas beaucoup ser-
uir, encore que nous les ayons veu souuent apporter du secours qui n'estoit

pas

pas petit, outre ce qu'elles se cicatri-
sent sans aneurisme : Mesme encore
que l'artere soit grosse, si est-ce qu'elle se ferme sans aneurisme, si elle est
couppee tout à fait, & par ce moyen
on a eschappé souuent le peril d'vne
fluxion de sang. Car il paroist claire-
ment, si elle est couppee tout à trauers,
que ses deux bouts se retirent de part,
& d'autre, l'vne des parties en haut, &
l'autre en bas : Et cécy arriue aussi aux
venes, mais tousiours beaucoup plustost aux arteres, qu'aux venes. Or ie
vous diray maintenant quand ie vin
premierement à m'enhardir d'ouurir
les arteres. Estant admonesté par quelques songes (dont deux m'arriuerent
expressément) ie vin à l'artere qui est
entre le premier doigt, & le poulce de
la main droitte, & la laissay fluer, iusques à ce que le sang s'arrestast de soy-
mesme: (car le songe me l'auoit ainsi
commãdé) or il ne s'en écoula pas vnze
onces entieres:&lors à l'instãt vne douleur de long temps cessa, qui s'estoit
fixee en la partie ou le foye adhere le
plus au diaphragme : Et cela m'arriua
pendant que i'estoy en mes ieunes ans.

E

Vn Miniſtre auſſi du Dieu de Pergame fut deliuré d'vne longue douleur de coſté, en luy ouurant l'artere en la main : l'aduis m'en eſtant encore venu en ſonge. L'artere auſſi ayāt eſté ouuerte à vn autre pour vne playe receuë en la cheuille, le flux du ſang ne ceſſa point iuſques à ce qu'ayant eſté appellé ie la couppay toute nette, & y appliquay vn medicament compoſé d'aloé, de manne, & de blancs d'œufs eſtendus ſur du poil de lieure : & la playe fut guerie ſans aneuriſme, les bouts de l'artere ſ'eſtant reueſtus de chair. Or cet homme ayant eſté tormenté ia quatre ans auparauāt de la ſchyatique, par des interualles frequents il en fut du depuis guery parfaictement. Parquoy ces choſes m'ont porté à ouurir ſouuent les arteres aux extremitez des membres, & meſme à la teſte, pour toutes douleurs que ie iugeoy auoir naiſſance d'vne ſubſtance chaude, & ſpiritueuſe, & principalement aux membranes, dont la douleur eſt picquante, & ſ'eſtend peu à peu, ſe faiſant vn ſentiment poignant en vne partie ſeule, comme au centre du lieu affli-

gé: mais le muscle qui est autour de
ce centre ayant le sentiment de tension.

FIN